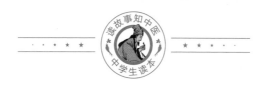

中医成语故事

U0308666

主　编　张　明　马　波

编　委　（以姓氏笔画为序）

　　　　于国泳　王锡民　朱　林　孙相如　李新华

　　　　邱建文　张　晋　陈其华　练建红　贾　杨

　　　　郭文海　麻春杰　韩春勇　魏孟玲

中国中医药出版社

·北　京·

图书在版编目（CIP）数据

中医成语故事 / 张明，马波主编 .—北京：中国
中医药出版社，2018.1

（读故事知中医·中学生读本）

ISBN 978－7－5132－4541－8

Ⅰ.①中…　Ⅱ.①张…②马…　Ⅲ.①汉语－成语－
故事－青少年读物　Ⅳ.① H136.31–49

中国版本图书馆 CIP 数据核字（2017）第 250928 号

中国中医药出版社出版

北京市朝阳区北三环东路 28 号易亨大厦 16 层
邮政编码　100013
传真　010-64405750
河北仁润印刷有限公司印刷
各地新华书店经销

开本　880×1230　1/32　印张 6.75　字数 97 千字
2018 年 1 月第 1 版　2018 年 1 月第 1 次印刷
书号　ISBN 978－7－5132－4541－8

定价 26.00 元
网址　www.cptcm.com

社 长 热 线　010–64405720
购 书 热 线　010–89535836
维 权 打 假　010–64405753

微信服务号　zgzyycbs
微商城网址　https://kdt.im/LldUGr
官 方 微 博　http://e.weibo.com/cptcm
天猫旗舰店网址　https://zgzyycbs.tmall.com

如有印装质量问题请与本社出版部联系（010-64405510）

《读故事知中医·中学生读本》
丛书编委会

主　审　孙光荣　王国辰

总主编　何清湖

编　委（以姓氏笔画为序）

于国泳	马　波	马恰怡	王　凡	王　洪
王　健	王文举	王伟明	王国玮	王绍洁
王路林	王锡民	尹　艳	巴元明	邓玉萍
邓旭光	艾　静	付中原	冯国湘	朱　吉
朱　林	朱　嵘	朱可奇	朱冬胜	朱爱松
刘文华	刘百祥	刘振权	刘喜德	刘富林
江顺奎	江国荣	汤　军	许雄伟	孙相如
孙贵香	杜东玲	李　昊	李　莉	李伟伟
李劲松	李晓屏	李铁浪	李新华	李燕平
杨法根	杨俊丽	肖　伟	肖丽春	吴　节

吴天敏　吴若飞　吴素玲　邱建文　何光宏

何渝煦　余　茜　余尚贞　谷井文　汪栋材

沈红权　迟莉丽　张　红　张　明　张　晋

张文安　张立祥　张若平　张松兴　张树峰

张晓天　张晓阳　张冀东　陆　敏　陈　洪

陈　燕　陈运中　陈其华　陈实成　陈筱云

武　忠　范　恒　范慧敏　林晓洁　林嬿钊

欧江琴　周大勇　郑　心　练建红　项凤梅

赵　红　赵红兵　胡　真　柳　静　闻新丽

姜丽娟　姜劲挺　袁　斌　贾　杨　贾军峰

贾跃进　顾军花　倪京丽　徐　红　凌江红

高昌杰　郭　红　郭　健　郭文海　郭艳幸

郭海英　郭蓉娟　黄　谷　黄　彬　黄飞华

黄金元　曹　淼　龚少愚　崔　瑛　麻春杰

商洪涛　梁永林　梁兴伦　彭　进　彭　锐

彭玉清　董　波　董健强　蒋茂剑　韩　平

韩春勇　韩冠先　谢　胜　谢沛霖　熊振芳

樊东升　德格吉日呼　潘跃红　霍莉莉

戴淑青　魏一苇　魏孟玲　魏联杰

前　言

　　中医药是我国宝贵的文化遗产，是打开中华文明宝库的金钥匙。它既是致力于防病治病的医学科学，又是充分体现中国传统人文哲学思想的文化瑰宝。中医药的两大特色是整体观念和辨证论治，强调天人合一，形神合一，藏象合一，其所提出的"治未病"等防病治病的理念更是越来越受到国内外的重视。进一步传承、保护、弘扬和发展中医药，使更多当代学生了解、认可和传播中医药，使中医药随着时代发展永葆生机。这不仅对于中华文化的传承、繁荣以及中华民族的伟大复兴具有极为重要的意义，更是我们每一位中医人的责任。

　　身心健康和体魄强健是青少年成长学习，实现梦想，以及为祖国和人民服务的基本前提。青少年拥有健康的体魄，民族就有兴旺的源泉，国家发展就有强盛的根基。但是，目前学校、社会对于学生的健康教育和思想教育的重视程度还有待进一步提高。中医药作为中国传统文化的重要载体，对于传授医药健康知识、提升青少年传统文化素养等具有重要的意义。然而，值得指出的是，由于社会环境观念的转变，当代青少年接触中国传统医药学较少，对中医药文化知识缺乏了解，甚至由于目前市场上出现的一些良莠不齐的中医药宣传读物而导致他们对中国传统医学产生误解。正是在这样的背景下，我们编纂《读故事知中医·中学生读本》系列丛书，希望能使更多的青少年了解中医药，喜爱中医药，传承中医药，传播中医药，同时通过学习这些中医药小知识提高自己对于健康和疾病的认识，进一步强壮青少年一代的身体素质。

本系列丛书立足于向青少年传播中医药知识和文化，通过生动讲述一篇篇精挑细选的中医古文经典，追随古代医家的行医历程，能够让青少年感受华佗、张仲景等名家大医救死扶伤、拯济天下苍生的医德精神；通过细致讲述一则则关于中草药的美丽传说，介绍各地盛产的道地中药，能够让青少年领略祖国山河的富饶辽阔和中药的多姿多彩；通过深入浅出地介绍一个个常见疾病，分析如何运用中医药治疗感冒、发烧、青春痘、肥胖症等，能够让青少年对中医有系统的了解，掌握一些防治疾病的中医药基础知识。

愿本丛书能帮助诸位同学丰富阅历，开阔眼界，健康身心，茁壮成长！能帮助中医学走进校园，走近青少年，走入千家万户！

何清湖

2017 年 9 月 1 日

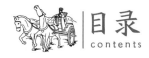

目录
contents

63　第三章　成语中的以史为鉴

123 第四章　成语中的谆谆教诲

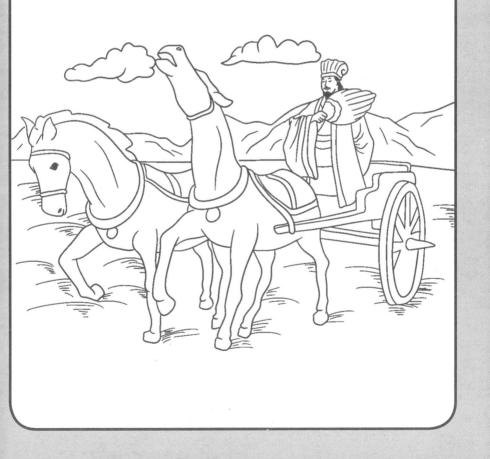

第一章
成语中的
高尚医德

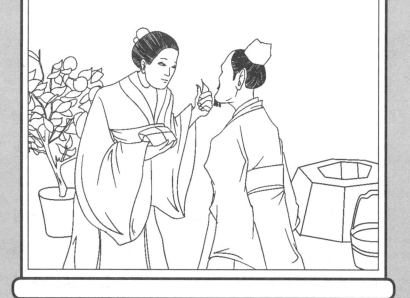

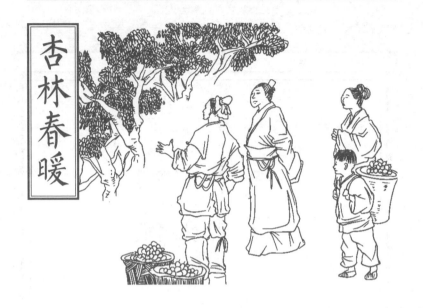

杏林春暖

　　董奉是"建安三神医"之一，与张仲景和华佗齐名。他不但医术高明，而且医德高尚，不追求名利。他年轻的时候，因不想去朝廷做官，便归隐山林，一边研究养生之道，一边治病救人，造福四方百姓。

　　东汉末年，社会动荡不安，朝廷连年征战，导致老百姓们流离失所，难有积蓄。董奉知道他们的难处，所以给贫苦的老百姓们看病从不收取分文。但是老百姓们非常感激董奉的行为，强烈要求要给他一定的回报，董奉便答应他们根据所诊治患者病情的轻重，让他们种植不同数量的杏树，如病情较重的经他治好后，就让患者栽五棵杏树，病情轻的则栽一棵。

就这样，没几年的工夫，杏树已经漫山遍野，最后成了一片杏林，郁郁葱葱，连山林中的老虎都喜欢到杏林里嬉戏取乐。每到春天，杏树就会开花结果，董奉就用这些成熟的杏果换取粮食，来继续救济穷人，老百姓们为了感激董奉的德行，便自发写了"杏林春暖"的条幅挂在他家门口。

这就是"杏林春暖"的故事。董奉这种高尚的医德，启迪着后世医家的心灵，熏陶着一代又一代杏林医家的情操。后来，人们就用"杏林春暖"这个成语来形容大夫的医术高明，医德高尚。

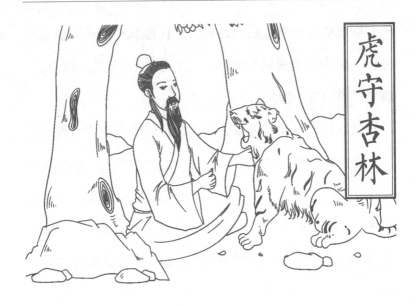

虎守杏林

　　东汉建安时期的名医董奉，被人称为"医仙"。他少年学医，且信奉道教，晚年归隐庐山，一边追寻养生之道，一边普济众生疾苦，栽成漫山杏林，成就医界一段佳话。

　　传说，一日董奉炼丹之后返回庐山龙门沟的杏林草堂，行至途中见一老虎卧于路旁草丛，此虎非但没有饿虎扑食的凶相，相反它喘气流涕、满脸苦楚，见董奉到来它便不断叩首呻吟，并抬前爪指口，似是乞怜求救。

　　董奉似乎明白了老虎的意思，也毫不畏惧地走到老虎跟前，老虎张开嘴，他一瞧，原来是被一根锐骨卡住了喉咙。动物和人一样都是血肉有情之物，老虎虽然平日里凶残，但今天瞧它这般痛苦的模样，董奉不免产生了怜悯之心。于是董奉轻抚虎首，并嘱咐老虎明早再到原地等候他来医治，虎似乎颇有灵性，听懂了董奉的话，便颔首离去。

第二日，董奉带着药物如约赴诊，那老虎也遵照之前的约定早早地就蹲在那里等候。为防老虎因过度疼痛而兽性发作咬伤自己，董奉将连夜赶制的铜环放进虎口，用来撑住老虎的上下颚，并顺利取出锐骨。随后，又抹上去腐生肌的药膏，帮助老虎损伤的口腔尽早愈合。

待董奉医治完毕，被救的老虎显得十分开心，摇动尾巴点头致谢。后来，这只老虎为报董奉救治之恩，便寻至杏林草堂，甘愿为董奉值守杏林。后人传颂"虎守杏林"的故事，是为了褒扬董奉与自然和谐共荣的崇高行为，以及他艺高胆大、不畏凶险、普度众生的高尚医德。

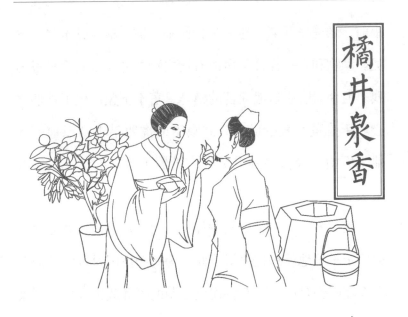

橘井泉香

　　"橘井泉香"是一个古代传说，出自葛洪《神仙传·苏仙公传》。

　　相传，苏耽生来异于常人，能够预见未来发生的事情。苏耽在汉文帝的时候受天命为天仙，天上的仪仗队降落苏宅来迎接他，在临行前他拉着母亲的手说："明年天下将流行瘟疫，咱们家庭院中的井水和橘树能治疗瘟疫。患瘟疫的人，给他井水一升，橘叶一枚，吃下橘叶、喝下井水就能治愈了。"

第二年，果如苏耽所言，湖南郴州一带瘴病横行，民不聊生。于是，苏母就按照苏耽的嘱咐，救活了无数乡民。自此，"橘井泉香"这一佳话便流传下来，"橘井"便成了中医药界的代名词。

和"杏林春暖"一样，"橘井泉香"同样形容精医济世的医道仁心。"虎守杏林春日暖，龙蟠橘井泉水香"，是我国传统中医药史上赞颂高超医术、高尚医德的著名典故，也是大夫仁爱精神的象征。

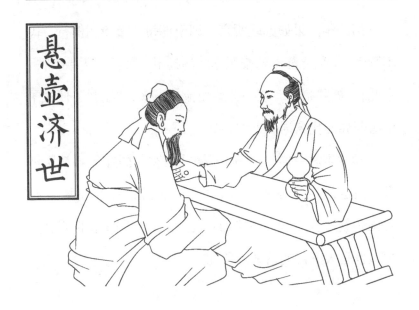

悬壶济世

　　我们常称大夫行医的行为是"悬壶济世"。

　　"壶"，就是葫芦。古代没有杯子，出门在外，腰间常悬挂着一个葫芦，盛酒水之类，以便路上饮用。喝水用的葫芦，怎么会和大夫救死扶伤有关呢？这便要从一个古代传说说起。

　　相传，东汉时期河南一带闹瘟疫，死了许多人，附近的大夫都无法医治。某日，一位仙风道骨的老者来到这里，开始普济患病的百姓。他看病的方式很奇特，门前挂了一个葫芦，凡是有人求医，老翁就从葫芦里取出一粒药丸，让患者用水冲服。吃药的人没过多久便一个个痊愈了，瘟疫也随之消散了。

当时，有一个叫费长房的年轻人，断定这位老翁绝非等闲之辈，便想跟随他学医。于是买了酒肉，恭恭敬敬地拜见这位老翁。老翁见费长房诚心求学，便收他为徒，领他一同进入了那个取药的葫芦中，在葫芦里教授他治病的本领。

从此，费长房也能医百病，驱瘟疫，令人起死回生，成了一代名医。费长房为了纪念他的师父，行医时总是在腰间系上一个葫芦，把药物储存在里边。这件事广为流传，因此大夫们在行医时，便也用葫芦当招牌，以表示自己医术高超，老百姓们也因此把葫芦当作大夫的标记。

如今，虽然在中医大夫门前"悬壶"的习惯已经没有了，但"悬壶济世"这一说法却一直沿用至今。其实，在这个成语中，"悬壶"只是形式，"济世"才是根本，无论形式如何变，葫芦也好，罐子也罢，最重要的是那颗救人于水火的济世仁爱之心。

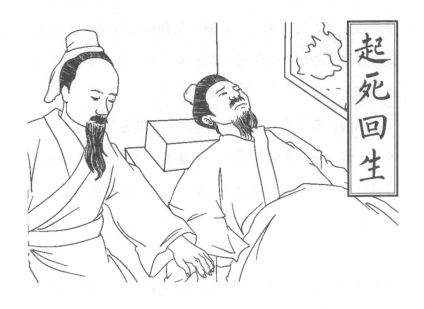

起死回生

现如今，我们常用"起死回生"这个成语来比喻把已经没有希望的事情挽救过来。

其实大家有所不知，这个成语与中医有着深厚的渊源。

话说有一次，神医扁鹊路过虢国，见到全国上下都在祈祷，打听后才知道是虢国的太子在今天清晨鸡鸣时突然死去了。

扁鹊打听了太子的症状觉得太子死得蹊跷，为了一探究竟，便向一位负责太子丧事的官员请示，想去检查一下太子的死因，看看是否还有生还的希望。

太子的侍从认为扁鹊是江湖骗子，就冷嘲热讽一番说："你在开玩笑吧，人死了还能救活？连小孩都不会相信的。"

救人一命胜造七级浮屠，扁鹊见侍从不信任自己，很是着急，多耽误一刻便会白白葬送一条人命。于是他灵机一动，对侍从说："你要是不相信我的话，那么你可以去看看太子，他的鼻翼一定还在扇动，他的大腿内侧一定还是温暖的。"

侍从半信半疑地将此话告诉了虢国大王，大王派人检查虢太子的尸体，发现果真如扁鹊所说。于是忙把扁鹊迎进宫中，痛哭流涕地说："久闻你医术高明，今日有幸得你相助。不然，我儿子的命就算完了。"

扁鹊一面安慰大王，一面命弟子磨制石针，针刺太子头顶的百会穴。不一会儿，太子竟渐渐苏醒过来，扁鹊又让弟子子豹用药物灸病人的两胁，太子便能慢慢地坐起来。后经过中药的进一步调理，二十来天后虢太子就康复如初了。

原来，虢太子并没有真的死亡，而是患了一种叫"尸厥"的病。扁鹊治好了尸厥，虢太子也就苏醒了过来。

　　能让死去的人复活，真是让人大开眼界，这件事也很快被传遍各地，扁鹊走到哪里，哪里就有人说："他就是那个令人起死回生的神医啊！"以后，人们常用"起死回生"这个词来形容大夫的高超医术，也用来比喻把已经没有希望的事物挽救回来。

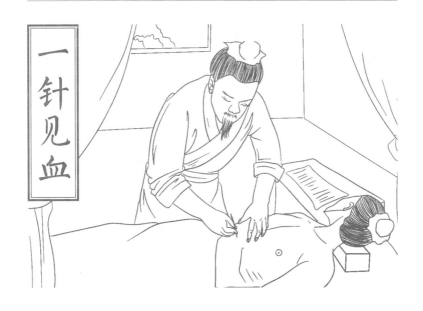

一针见血

一针见血，本来是形容医术高明的，指的是大夫在给患者针灸时，一针下去就能找准穴位。后来用来比喻说话直截了当，切中要害。

中医针灸中有一种治疗方法叫刺血疗法，是在中医基本理论的指导下，通过放血祛除邪气而达到调和气血、平衡阴阳和恢复正气目的的一种有效治疗方法。

刺血疗法对一些急危重症效果很好，比如当患者发生脑出血，出现口眼㖞斜的症状时，针灸大夫立即在患者双侧耳垂施针放血，就可以令患者转危为安。再比如，患者出现哮喘或者急性喉炎，喘不上气，憋得脸红脖子粗的时候，赶紧在鼻尖处施针，挤出两滴黑血即可改善症状。

古代没有"120"这些急救机构，当患者出现急症时，人们借助最多的就是刺血疗法。不过，刺血疗法是一种损伤性的穴位刺激方法，所以对医者的水平要求甚高，施针者须"详察形神""辨明虚实""定其血气""顺应时令"。在针刺的时候不可用力过猛，要恰当把握出血量，达到"出血如豆"即可。

所以，我们看针灸大夫在患者身上施针，看似手法简单，其实手法中所蕴藏的功力十分深厚。大夫施针就如同战士打靶，一针下去就要求必须切中要害，因为面对急症处理的时候，浪费时间就是在浪费患者的生命。

第二章

成语中的
心理知识

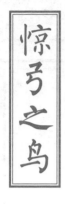

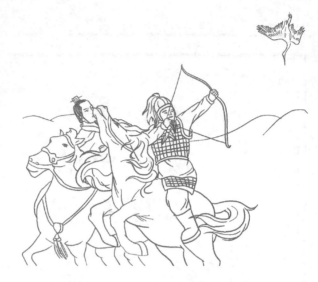

　　《战国策》中记载了一则非常有趣的故事，叫"惊弓之鸟"。

　　话说战国时期的魏国，有一个名叫更赢的神射手，历来箭无虚发，百步穿杨。

　　有一天，魏王带着更赢一起去郊外打猎。见到一只大雁从远处慢慢地飞来，边飞边鸣。更赢仔细看了看，指着大雁对魏王说："大王，您信不信，我不用箭，就可以把这只大雁射下来？"

魏王自然不信，不用箭就能射下大雁，难道这更赢有特异功能，于是就回答说："如果你做不到，可就犯了欺君之罪啊！"

更赢听了自信地微微一笑，然后顺手取出弓，但并不搭箭，然后右手张弓拉弦，只听得嘣的一声响，那只大雁在天上拍了两下翅膀，忽然从半空里就直掉下来。

"神了！神了！"看见这一幕的魏王吃惊不已，连连称赞，并好奇地问更赢是怎么做到的。

更赢解释说："大王，这没什么大不了的，只是刚才我观察这只大雁飞得很慢，并且叫声悲惨，所以断定它刚刚受过箭伤。再加上它脱离雁群，孤单无助，内心十分惊恐，所以听见弓声才会昏死过去。"

后来人们就用"惊弓之鸟"来形容受过惊吓的人碰到一点动静就非常害怕。

在生活中，如果我们心有恐惧也会感到心神不安，心里没有着落。这是因为"心藏神"，人过度地思考也会反过来损耗心神，造成心神虚脱，惶惶不安。在中医学理论中，人的怒、喜、思、悲、恐这些情绪状态都可以引起疾病，而"恐"对应的是"肾"，"恐伤肾"，所以人在极度害怕的时候会小便失禁。

因为肾为一身之大主，是人体的元气所在，所以长期处于恐惧状态或突然受到意外惊恐都会导致肾气受损，动摇人体的根本，甚至还会因过度惊恐而昏倒。俗话说"未做亏心事，不怕鬼敲门"就是这个道理，我们做事一定要光明磊落，品行端正，这样才不会因心虚而惶惶不可终日。

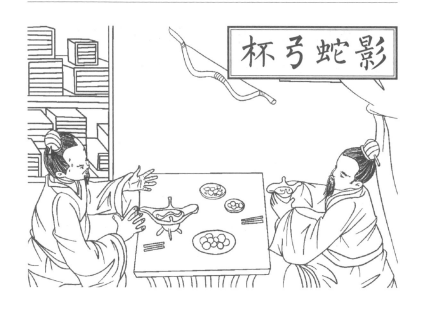

有人说："世上最难医治的病是心病。"这话一点也不假，医治其他的病，还有医理可循，只要诊断正确，就能药到病除。可是心病我们该怎么医治呢？

西晋时期的名士乐广，就曾有救治心病的例子。话说有一天乐广心情不错，就宴请广大宾客到他家饮酒作乐。西晋时期的名士们都比较好玩，大家猜拳行令，把酒言欢，一时间乐广家中是觥筹交错，异常热闹。

但此时，厅下酒席的一位客人愁容满面，似乎并不愉快。原来他刚才正举杯痛饮时，无意间瞥见杯中似有一条游动的小蛇，碍于众多客人的情面，他硬着头皮把酒喝下，但之后一直觉得有蛇在腹中蠢蠢欲动。从此以后，他便落下了心病，整日忧心忡忡，疑神疑鬼，隔一会儿便恶心欲吐，最后竟卧床不起。

乐广得知他的病情后，心里十分愧疚，觉得很对不起这位朋友。看着朋友的病情越来越重，真怕他有什么三长两短。思前想后，乐广记起他家墙上挂有一张弯弓，位置正好在这位朋友饮酒那天座位的上方，心中猜测酒中的小蛇一定是倒映在酒杯中的弓影。

于是，他再次把朋友请到家中，邀朋友举杯，那人刚举起杯子，墙上弯弓的影子又映入杯中，宛如一条游动的小蛇，他惊得目瞪口呆。这时乐广拉住他的手让他仔细瞧，原来真的是弯弓的影子，朋友疑窦顿开，压在心上的石头被搬掉，病也随之而愈。

后来这则故事被引申为"杯弓蛇影"这一成语，比喻某人疑神疑鬼，妄自惊扰。

其实，"杯弓蛇影"之人不正是患了心病吗？对这类患者我们不应该有偏见地一味指责和劝说，而是将计就计地开出"心药"。

金元时期的著名医家张子和有一则医案：一位患者诉说她在吃饭时误吞下一条虫子，别人怎么开解也无效。她总觉虫子在腹中作乱，令她整日不得安宁。病家求张子和诊治，张子和开出一帖催吐药方，声称患者服药后虫子必从口中吐出，他暗中告诉患者的贴身丫鬟，趁患者呕吐之机放入一根红丝线到呕吐物中，并告诉她虫已吐出。丫鬟依计而行，患者见吐出的东西里果然有一条虫子，从此再不疑心，身体也舒畅多了。

所以，心病还要心药医，懂得怎样去除患者心病的大夫，比一般滥施药物的庸医高明多了。

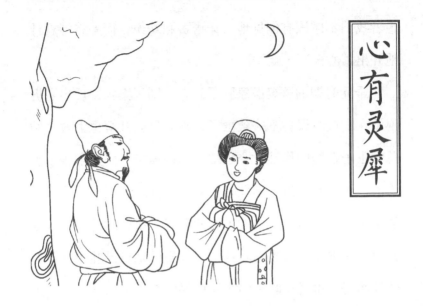

心有灵犀

晚唐时期，著名诗人李商隐跟他岳父的一名妓妾相爱。有一次他们二人在宴会空闲时偷偷相会，二人并肩携手窃窃私语，甜蜜的约会让彼此心神迷醉，只是过了今晚以后他们就很难再见面了。李商隐一夜未眠，思绪起伏的他写下了"身无彩凤双飞翼，心有灵犀一点通"的著名诗句。

"灵犀"是指犀牛的角，古代认为犀牛是灵兽，它的角中有白纹如线，贯通两端，能感应灵异。两个真心相爱的人，彼此就像心中有灵犀一样，对方所思所想能够心领神会，一点就通。自此以后，人们便用"心有灵犀"比喻恋爱男女双方心心相印。

不过，犀牛角虽然被当作传情之物，但它最大的价值其实是药用价值。用犀牛角治病由来已久，它被人们誉为"灵丹妙药"。

中医认为犀牛角为清热凉血药，具有清热、凉血、定惊、解毒的作用，犀牛角配生地、丹皮、赤芍等，可以治疗血热妄行的吐血、衄血；犀牛角与生地、玄参、连翘等同用能够清心热、定心神，治疗壮热不退、神昏谵语等证；与羚羊角、麝香等配伍制成紫雪丹，可治疗谵语、抽搐等症。

因为犀牛角非常名贵，特别是在一些国家犀牛角被作为社会地位的象征，所以导致了盗杀野生犀牛的罪恶行为，如果治疗某种疾病是以灭绝某个物种为代价的话，那这种方法并不值得提出，所以现如今，野生犀牛角入药已经退出历史舞台了。

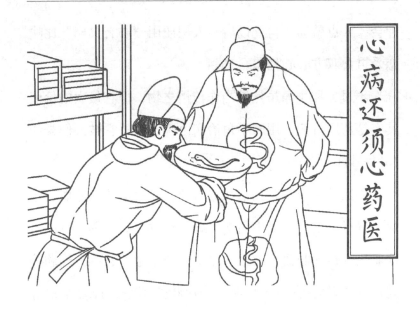

心病还须心药医

话说贞观年间，唐太宗李世民率领朝中大臣前往锦屏山游览。走到谭清泉附近，李世民口干舌燥，见泉水清澈透亮，便弯下身子用手捧了几捧泉水大口畅饮起来。

可就在他饮完之后，却突然发现泉水之中有几条如蚯蚓大小的水蛇在游来游去。"哎呀，刚才自己没注意，不会也误吞了这些水蛇吧！"想到此处，李世民不禁一阵阵恶心起来，回到皇宫后便一病不起。

虽然他并不确定自己是否误吞了小蛇，但每时每刻都会为这件事烦心，饭也吃不下，觉也睡不好，太医院的御医们已经用了很多珍贵的药材都不管用，眼看着李世民一天天消瘦下去。这时，谏臣魏征想到了当时的名医孙思邈，便立即派人去把孙思邈请进了长安。

孙思邈开始了解李世民发病的情况，询问了他发病的起因，便将魏征拉到角落轻声告诉他李世民其实什么病也没患，而是心中有结，唯有帮助他打开心结，身体才能康复。

于是孙思邈对李世民说："君体欠安，皆是因为您腹中有一条小蛇在作怪。我这里有一味草药，正好对症，您服下后定能将腹中小蛇排出体外。"李世民听后龙颜大悦，拉着孙思邈的手赞叹说："爱卿真是一位名医啊，我近日身体欠佳，确实是因为感到腹中有异物扰乱我的五脏六腑。"

很快，太医院就遵照孙思邈的医嘱把药汤端了上来，李世民深信不疑，一饮而下。他服药后，顿感胸口发闷，逆气上升，不由哇的一声呕吐起来。站在一旁的孙思邈早有准备，赶快顺手拿来盆子接住呕吐物。李世民呕吐过后，孙思邈忙把盆子端到皇上面前。李世民定睛一看，呕吐物里确有一条尚活着的小蛇。李世民长出一口气，顿时心胸豁然。

其实，孙思邈并没有开什么灵丹妙药，而是普普通通的催吐药。孙思邈知道李世民的心结是那条小蛇，就提前抓了一条小蛇放入袖口中，并趁李世民呕吐的时候借机放入盆中，让李世民误以为自己已经吐出了那条小蛇，这样长期困扰李世民的问题，就自然而然地解决了。

我们常说"忧思伤脾"。心有郁结的时候，就会茶饭不思，营养供给不上正气就会衰弱，这就是所谓的心病。此时，即便是拿出冬虫夏草这样的补品，对"病人"来说也无济于事，因为他的病因是心中所思的那件事，如果那件事得不到解决，便会日思夜想。这就是"心病还须心药医"的道理。

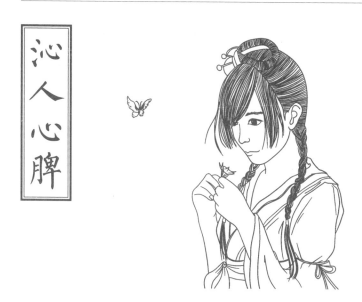

沁人心脾

春天来了，我们闻着芳香宜人的花花草草，会觉得全身舒适安逸，清新爽朗。

如果用一个成语来形容，那"沁人心脾"就再好不过了。

沁，是渗入、浸润的意思。"沁人心脾"从字面意思理解，就是芳香的气味渗入了心和脾。

心脏和脾脏，都是人体的器官。为什么芳香的气味入心入脾就能给人以舒适安逸，清新爽朗的感觉呢？这得用博大精深的中医理论来解释。

中医有五气对应五脏的概念，五气指的是臊、焦、香、腥、腐五种气味。《素问·六节脏象论》说："天食人以五气，地食人以五味。"臊、焦、香、腥、腐对人体五脏分别有不同的趋向性，其中臊入肝，焦入心，香入脾，腥入肺，腐入肾。

脾脏是主管人体消化的器官，而且还有自己的喜好，就是喜清恶浊，喜干爽恶黏滞。吸入芳香凉爽的空气或饮进清凉饮料，实际上正迎合了脾脏的喜好。生活中闻见诱人的饭香，总会令我们食欲大开，就是因为芳香的气味会最先渗入脾脏，刺激人的味蕾，引起食欲。

当脾脏接受了芳香清爽的气味后，机体就也随之产生了一系列的连锁反应，其中反应最大的当属"心"了。

心藏神，有主管人的感知和意识的功能。在五行相生相克的理论中，心生脾，脾是心的儿子，儿子高兴，当妈的自然也高兴。所以，虽然是我们的鼻子闻见芳香之气，但最终接受的却是脾脏，并随之反馈给心，使人产生愉悦的心情。

现在，大家知道为什么古人要用"沁人心脾"来形容芳香之气能让人心情愉悦了吧。

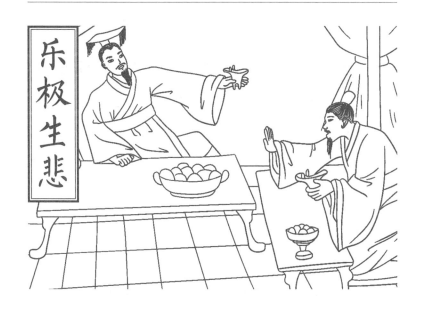

"乐极生悲"的典故出自《史记·滑稽列传》。话说战国时期，齐威王是个喜欢彻夜饮酒的君王，有一年楚军进攻齐国，他连忙派自己信得过的使节淳于髡去赵国求救。淳于髡果然没辜负齐威王重托，到了赵国就借来了 10 万大军，吓退了楚军。

躲过了一场灾难，齐威王十分高兴，内心就开始膨胀起来了，立刻摆设酒宴请淳于髡喝酒庆贺。

酒席开始之前，齐威王高兴地问淳于髡："先生你要喝多少酒才会醉？"

淳于髡一看这形势，知道这齐威王又要彻夜狂欢、饮酒作乐。心里不免埋怨，这危机才刚刚度过，就又一醉方休，真是太不像话了。

于是，他想了想回答道："我喝一斗酒也醉，喝一石酒也醉。"

咦，齐威王就纳了闷了，你说这到底淳于髡是一斗的量呢，还是一石的量呢？

淳于髡解释说："我听说，喝酒到了极点，就会酒醉而乱了礼节；人如果快乐到了极点，就可能要发生悲伤之事。任何事都是一样，超过了一定限度，就会走向反面了。所以，我会在不同的场合、不同情况控制自己酒量的变化，而不会因为喝酒误了事情。"

纵乐过度或欢乐到了极点，就会走到它的反面，招来伤悲或导致可悲事件的发生。淳于髡用乐极生悲来劝说齐威王不要过度沉溺于欢乐中，令齐威王心服口服，当即痛快地表示接受淳于髡的劝告，今后不再彻夜饮酒作乐，改掉可能使自己走向悲剧的恶习。

乐极真的能生悲吗？《黄帝内经》中说："重阳必阴，重阴必阳。"就是说，阳过盛就可以转化为阴，阴过盛就可以转化为阳，例如在自然界中，夏天热到极致就交替到冬天，冬天冷到极致就交替到夏天。大凡人们遇到大喜之事时都会喜出望外，情不自禁而忘乎所以，进而疏于防范，容易头脑发热而失去应有的理智，干出连自己也想象不到的错事傻事，把事物推向另一个极端。

就像《范进中举》中的范进，听闻自己中举，竟然高兴地发了疯，你说可笑不可笑？

正所谓胜不骄，败不馁，我们切记不要得意忘形，也不要一蹶不振，要以一颗平常心看待不平常事，做到处事波澜不惊。

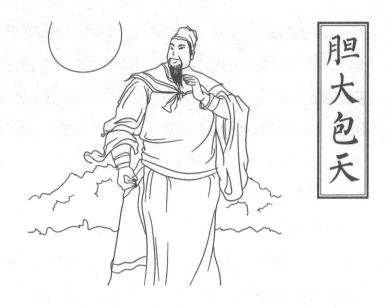

胆大包天

形容一个人勇敢无畏，任意横行，会称他为"胆大包天"。可是我们知道，人有五脏，即心、肝、脾、肺、肾，为什么不说"脾大包天"或者"心大包天"呢？这其实跟中医理论对"胆"的认识有关。

中医认为，胆为六腑之一。胆内贮藏胆汁，是一种清净、味苦而呈黄绿色的"精汁"，所以《灵枢·本输》中又称胆为"中精之府"。

除了生理功能，胆还有一个重要的情志功能，主决断。《黄帝内经》中对胆的描述："胆者，中正之官，决断出焉。"所谓中正，即处事不偏不倚，刚正果断之意。中医理论认为，肝善谋虑，胆善决断。肝气虽强，非胆不断。一个人再怎么善于思考问题，但如果下不了决定，便只能沦为"思想上的巨人，行动上的矮子"。

另外，胆的决断功能，对于抵御和消除某些精神刺激（如大惊卒恐等）的不良影响具有重要作用。自然环境、社会因素的变化，特别是剧烈的精神刺激，会影响人的意志。胆气强壮之人，虽受突然刺激会有所影响，但其影响程度较轻，恢复较快；而胆气虚弱之人，则往往会因为此引起生理功能失衡，比如出现两腿发抖，甚至尿裤子。

平时我们常说一个人胆大胆小，指的就这个人胆的阳气足不足。如果一个人胆大得都能包住天，那可想而知，他在性格上应该是属于无所畏惧的人；但如果胆气虚，性格上就比较懦弱一点，像"胆小鬼""胆小如鼠""闻风丧胆"这些词语，其实都是在描述胆气不足的状态。

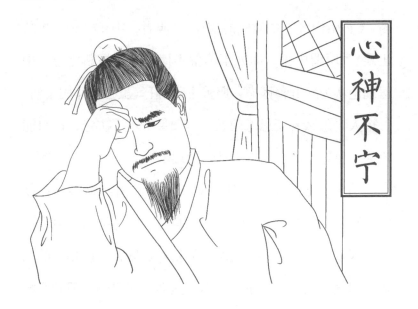

心神不宁

　　形容一个人思想难以集中、精神恍惚、心中烦乱不能自主，甚至言行失常、悲伤欲哭，会用到一个成语叫"心神不宁"。

　　从字面意思上理解，一个人心神得不到安宁，精神状态就会恍惚不安。可大家知道，心神是什么东西吗？

　　中医素有"精、气、神"的分类说法，"神"通常是作为人体生命活动现象的总称而出现的，它包括了在大脑的精神、意识、思维活动，以及脏腑、经络、营卫、气血、津液等全部机体功能活动和外在表现。

"神"字的左边是一个"示"字旁,示就是显示、展示的意思。中医的神,就是一个人整体状态的外在显示。就比如我们所用的电脑,电脑里边可以储存照片、文档、歌曲、电影等很多东西,但最终都要靠显示器展现出来,而"神"就是我们人体的显示器。

中医讲"心藏神",心有主司精神、意识、思维、情志等心理活动的功能,所以古人称"神",又多叫作"心神"。

此外,"心神"虽然是精神层面的概念,但正所谓"经济基础决定上层建筑",心神也需要营养供给。如果心血不足,心神失养,自然成霜打的茄子——蔫了,那外在表现出来不就是精神恍惚、思想难以集中、记忆力减退、失眠、噩梦等症状吗?

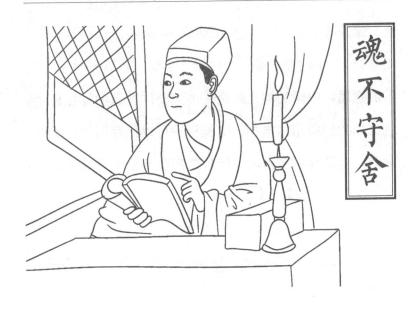

魂不守舍

　　"心神不宁"是形容人精神分散、恍惚，意念不能集中、自持的成语，还有一个词叫"魂不守舍"。和"心神不宁"一样，也是在说明机体在精神层面存在的问题。

　　中医讲"心藏神"，心是人体的"君主"，是人体生命活动的主宰，它不仅统率脏腑生理活动，而且主司人的精神思维、认知、情志活动。

　　但君主都是有大臣辅佐的，心神也是如此，人体精神意志除了靠心神统领，还需"魂""魄""意""志"等辅助。

古人有句话叫"三魂七魄","三魂"代表三个高级的精神层面上的功能，分别为"胎光""爽灵""幽精"。

胎光是我们的本神，爽灵代表的是智力，幽精决定一个人的爱意。当一个人迷恋漂亮的姑娘时，我们会说他被勾走了魂，这其实是三魂里的"幽精"在起作用。

魂，虽然看不见摸不着，但它也有居所。"心藏神，肺藏魄，肝藏魂，脾藏意，肾藏志"。肝，就是魂的居所，而"魂不守舍"的意思就是魂在晚上需要回家的时候，依然在外游荡。而三魂中的"胎光"是人体的本神，精神层面最为核心的部分，如果一个人丢了本神，丢了魂，那就是成了行尸走肉，只知道吃喝拉撒，对外界事物不会产生任何情感反应。

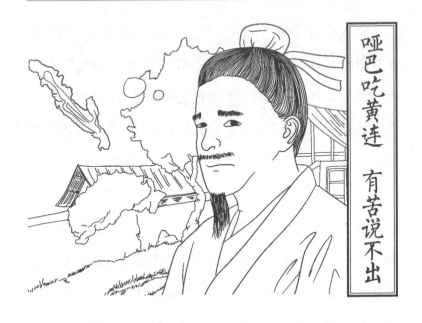

哑巴吃黄连 有苦说不出

　　黄连是一味常用中药，它的味道奇苦无比，哑巴不能说话，感觉到苦也无法用言语表达出来，于是人们就用"哑巴吃黄连，有苦说不出"来形容心中有苦难言的状态或遭遇。

　　黄连入药由来已久，早在《神农本草经》中便有关于它的记载，关于它的来历还有一则美丽的传说。

　　相传，在很久很久以前，石柱县黄水坝老山上的一个村子里，住着一个姓陶的大夫。陶大夫膝下有一女儿，既漂亮又善良，父亲对她非常宠爱。因为陶大夫白天要替村民看病，所以就雇请了一个名叫黄连的帮工，替他照料院子里草药。

有一年春天，陶大夫的女儿外出踏青，在山坡上，她忽然发现一种野草的叶边缘有针刺状锯齿，长有很多聚伞花序，有黄色的、绿色的，也有黄绿色的，好看极了，便顺手拔起这些野草，乍看草根节形似莲珠，或似鸡爪，或似弯曲的过桥杆，她兴奋地带回家种在园子里。黄连每次给花草上肥浇水，也没忘记给那野草一份。天长日久，野草越发长得茂盛，葱绿滴翠。

日子就这样一天天云淡风轻地过着。陶大夫坐诊行医，他女儿上山采药，而黄连则细心照料草药园子，过得好不惬意。

可天有不测风云，人有旦夕祸福。一年，黄水坝一带突然暴发了瘟疫，老老小小都得了症状相似的疾病，患病者高热烦躁、胸闷呕吐，许多人因此而死去。而善良漂亮的陶家女儿也感染了这种疾病，卧病在床，厌食不饮，瘦得只剩下皮包骨头。陶大夫煞费苦心想尽办法，也没治好女儿的病。

次年，陶大夫救治无望，便决定远赴外地寻求名医，谋求治病良方。临走前交代黄连一定要照顾好他的女儿，坚持等他回来。黄连眼神坚定地点了点头，可陶大夫没走几天，他女儿的病情就极度恶化。眼看陶姑娘性命垂危，黄连便心想昔日陶姑娘在园子里种下开黄绿色小花的野草，怎么不可以用来试一试？于是他就将那野草连根拔起，洗干净，连根须和叶子一起下锅，煮了一会儿工夫，锅中的野草和汤全都煮成黄色的了。

他先试喝一口，只觉得味道好苦，但所谓良药苦口，便赶紧送给陶姑娘服用。说来也怪，陶姑娘喝下这野草汤，病竟然就好了，事后她对黄连说："这是一味好药，就是太苦了。"而黄连听后黯然神伤地说："我苦等一个人儿，却没等到，也许和我的命一样苦吧！"

原来，这黄连在陶家耳濡目染的许多年间，已经对陶姑娘暗存情愫。只是他心地善良，勤劳憨厚，知道自己配不上陶姑娘，始终没有表露。

乡亲们得知这一消息后，都去采挖这种野草来熬汤服用，大家的病便都好了。乡亲们都非常感谢黄连，但可能是因为相思成疾，没多久黄连便带着深埋于心底的爱意而死，当地人为了纪念他，便把他发现的那味能治瘟疫的中草药称为黄连。

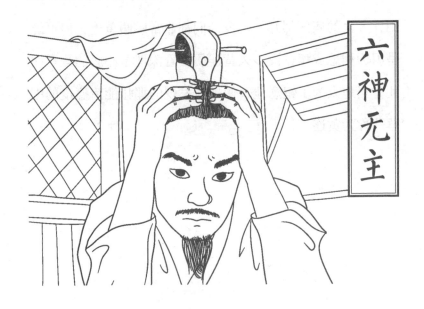

六神无主

当我们受到惊吓，慌乱没有主意的时候，会用"六神无主"这个成语来形容，那大家知道"六神"指的是什么吗？

神在中医中的概念，并不是指供奉在寺庙里的神灵。人们信奉的神灵是唯心的，而中医的神是唯物的。《素问·六节藏象论》说："五味入口，藏于肠胃，味有所藏，以养五气。气和而生，津液相成，神乃自生。"中医学中的神，其产生有着物质依赖性，产生后还需要得到水谷精微和津液的不断滋养才能维持下去，并逐渐发育成长，处于变化之中。

中医的神既是一切生理活动、心理活动的主宰，又包括了生命活动外在的体现。其中"六神无主"中的神是狭义的神，指的是主宰人体心理、意识、情志那部分的神。

既然中医的神并不是虚无缥缈的，那它就需要有安置的地方。那"神"平常都住在哪里呢？

中医说，"脏者，人之神气所舍藏也"，人体的五脏六腑就是神的住所。而"六神"指的就是心、肺、肝、肾、脾、胆所藏的神灵。大家试想一下，如果主宰人的心、肺、肝、肾、脾、胆的神灵没有了主意，那人会出现什么样的状态，肯定是心慌意乱，不知所措。

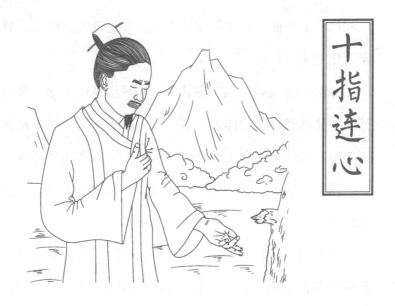

十指连心

　　"十指连心"是指人的十个手指都和心联系在一起，无论哪个手指头受伤心都会感受到疼痛。后来，人们便常用"十指连心"来表示骨肉情深。

　　那古人为什么说十指连心呢？中医理论认为，人体的心脏是全身的"君主之官"，拥有至高无上的地位。君主是干什么的？君主就是日理万机，大大小小的事情全由他一人决定和支配。心在中医学理论中，就是全身的大主，作为君主的部下，"十指"自然在它管辖范围内，我们的手指之所以能用筷子、弹钢琴、绘画、做饭，就是得益于心的功能。心里怎么想的，反馈到手上，手指就可以进行操作。

另外，按照中医经络学说，人手指的每个指节上都建立有与全身联系的枢纽经络，就像是通道，它们最终会和心交汇，联系在一起，所以称"十指连心"。

正是手指与心存在着千丝万缕的联系，中医学创造出了许多以手指为中心的诊断、治疗疾病的方法，如根据指形、指纹、甲形等的形、色、态的不同特征和变化，推断人的健康状况、易患疾病和心理、性格等等。

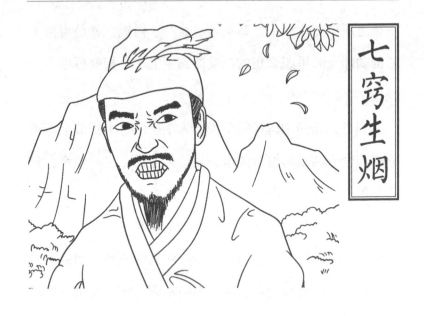

七窍生烟

提起"七窍"，人们会想到一个成语叫"七窍生烟"，形容气愤、焦急或干渴之极，好像耳目口鼻每个窍都在冒烟。

《灵枢·脉度》上记载："五脏常内阅于上七窍也。故肺气通于鼻，肺和则鼻能知臭香矣；心气通于舌，心和则舌能知五味矣；肝气通于目，肝和则目能辨五色矣；脾气通于口，脾和则口能知五谷矣；肾气通于耳，肾和则耳能闻五音矣。五脏不和，则七窍不通。"

中医的七窍即指两耳、两眼、两鼻孔和口。而《灵枢·脉度》中的意思是说五脏的精气分别通达于七窍，所以五脏如果有病，往往能从七窍的变化中反映出来。

心开窍于舌，舌反映心脏情况，心气足，才能保证舌辨五味，舌头转动灵活，说话流利顺畅也有赖于心神的健旺。

肾开窍于耳，双耳反映着肾脏的情况，在病理方面，若肾精亏虚，则脑髓不足，容易出现头晕、耳鸣、听力下降等症状。老年人出现的听力减退、耳聋失聪等衰老表现，也与老人肾气较弱关系密切。所以，听力较差的人，可以考虑是不是要补补肾气。

肝开窍于目，眼睛反映着肝脏的情况。中医讲，肝藏血，而血又是眼睛活动最直接的物质基础，视力的好坏有赖于肝气的营养。若肝血不足，目失所养，则两眼昏花、视物不明，出现如夜盲等问题。

肺开窍于鼻，鼻窍反映着肺脏的情况。肺主呼吸，鼻为呼吸出入的门户，所以说，鼻子要想发挥正常的通气和嗅觉功能，就必须依赖肺气调和，呼吸畅利。我们感冒的时候，会鼻子不通气，就是因为肺脏受到了病邪束缚。

脾开窍于口，口唇反映着脾脏的情况。当脾气健运，气血充足时，口唇得养，则唇红润泽。若脾失健运，气血亏虚，唇失所养，则唇色淡白，或萎黄无光。你看身体瘦弱的人，一般都口唇淡白，就是因为脾失健运，口唇失去气血滋养。

所以，不只是气愤、焦急等情绪状态可以通过七窍反映出来，人体五脏的健康水平也可以通过七窍知晓。

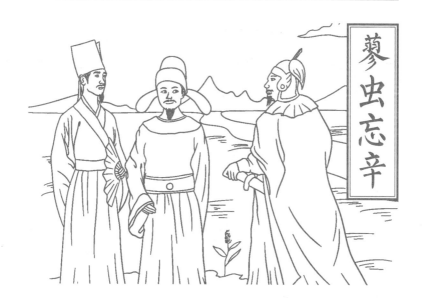

蓼虫忘辛

"水蓼花红稻穗黄，使君兰棹泛回塘。"

水蓼是一种生于水边、湿地处的植物，入药具有行滞化湿、散瘀止血、祛风止痒、解毒之功效。

而"蓼虫忘辛"这个成语是什么意思呢？它的本意是吃惯了水蓼的虫子会忘记辛辣的味道。

大家有所不知，其实关于水蓼还有一个名字叫"辣蓼"，它的杆茎非常的辣。在古代，水蓼是作为一种重要的调味品被人们使用的，它和葱、蒜、韭、芥并称

"五辛"，煮鱼的时候把水蓼塞进鱼腹中烹调，可去腥味。现今在华北地区的民间，辣蓼经常被当作炖肉的佐料。李时珍在《本草纲目》中提到过，古人"种蓼为蔬，而和羹脍"。

所以古人才会用"蓼虫忘辛"来比喻人为了所好就会不辞辛苦。

民间有一则关于蓼花的经典故事，说有一位姓铁的官员，要去远方工作，临别之时，他的各路朋友都来相送。送别的队伍中以文人居多，但也有一名看似粗鄙的武官，和这些文人显得格格不入。

这些文人骚客们看不起蛮力武夫，便打算为难这位武官，看一看他的笑话。于是就有人提出，到场的每个人都即兴作一首诗，赠给这位姓铁的官员。当这群文人你一言我一语，纷纷吟诵出诗句之后，终于轮到武官了。文人们猜想，一个武官能有什么才学，等着看他出丑吧。只听武官开口："你也作诗送老铁，我也作诗送老铁。"

两句诗乍一听俗不可耐，引得在场的文人们纷纷哈哈大笑，对这位武官一番嘲笑奚落，但很快武官吟出了后两句诗却令他们震惊，"江南江北蓼花红，都是离人眼中血"。那些文人听了自叹不如，羞愧难当。

诗中的蓼花就是指水蓼，水蓼开花鲜红如血，这首诗虽然朴实，其中的意境却非常符合送别的情绪。

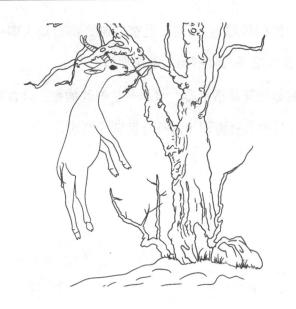

羚羊挂角

　　传说，草原上的羚羊晚上睡觉的时候，为了躲避野兽的攻击，会找到一棵树，然后奋力一跃，将羊角挂到树枝上，这样可以保证整个身体是悬空的，别的野兽就够不着它。

　　后来人们就用"羚羊挂角"来比喻诗的意境超脱。因为它本是常理无法解释的，根本不可能存在，就像是水中月，镜中花，形容这种"言有尽而意无穷"的空灵玄远的诗境。

"羚羊挂角"自然是无稽之谈，草原里哪有那么多树枝供它们来挂。羚羊不会挂角，但羚羊角却可以入药。入药时需要切片或研磨成粉，具有平肝息风，清肝明目，凉血解毒的作用。临床上多用于高烧引起的神昏谵语，惊厥抽搐，小儿寒热惊痫等症。

因为羚羊本身就是稀少动物，难以获得，所以羚羊角属于十分名贵的药物。在古代，人们对羚羊角一直很崇拜，常常因拥有一支羚羊角而引以为豪。

现在，羚羊已经被列为国家保护动物，禁止猎杀，所以野生的羚羊角已经逐渐退出历史舞台，可谓是另一种形式的"高高挂起"了。

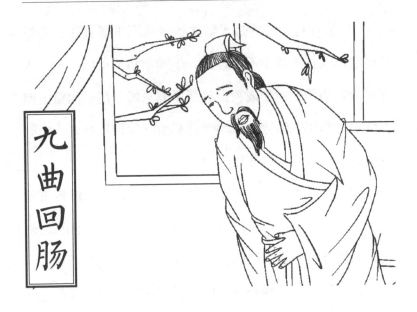

九曲回肠

　　荆江一段的河流因为长期的泥沙淤积和流水的侵蚀作用，造成了荆江河面十分蜿蜒曲折，素有"九曲回肠"之称。

　　"九曲回肠"形容事情非常曲折，后又比喻痛苦、忧虑、愁闷已经到了极点，是指郁闷忧愁的情绪在肠内千转百回排不出去。

　　其实，成语中"九曲回肠"的回肠指的就是人体的小肠。小肠包括十二指肠、空肠和回肠，位于腹中。其上端接幽门与胃相通，下端通过阑门与大肠相连，是中空狭长、迂曲回环的管状器官。因为小肠很长，为了节省空间，能够容纳在腹部，所以呈盘缩状来回盘踞在肚子里。一个成年人的小肠是 3~5 米，食物从胃部下到小肠，如果走完小肠，可谓是十分的曲折蜿蜒。

"小肠者，受盛之官，化物出焉"。中医认为小肠的作用是"受盛化物"，受盛即接受，以器物盛之的意思。我们平常吃的食物，经过胃腑的初步消化后，到达下面的小肠，小肠此时就起到了容纳这些食物的作用；化物即变化、化生之意。经初步消化的食物在小肠内，会停留一段时间，接受小肠的进一步消化，将饮食水谷化生为精微和糟粕。

而且小肠还参与了人体的水液代谢过程，能甄别出饮食水谷中的糟粕和精华，把好的东西留在体内，把无用的废物通过大小便排出体外，如果小肠生了疾病，就会表现出大小便异常等问题。

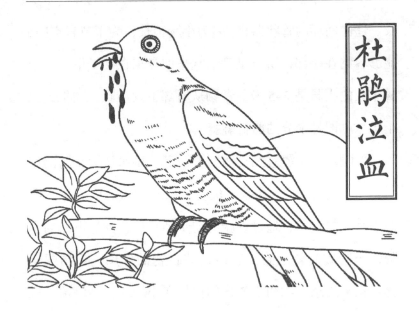

杜鹃泣血

　　杜鹃鸟又叫"布谷鸟"，因为每到春夏季节，杜鹃彻夜不停地啼鸣，啼声清脆而短促，就像是催促漂泊在外的家人赶紧归来。如果再进一步仔细观察，还会发现杜鹃口腔上皮和舌部都为红色，古人误以为它啼得满嘴流血，所以就有了"杜鹃啼血"的成语。

　　传说，这杜鹃鸟是杜宇所化，在很久以前，有一个叫杜宇的人，他得到仙人的指点和帮助，惩罚了发洪水的恶龙。蜀地人民，认为杜宇治水有功，便拥戴他当了国君。

可是他的手下心怀不轨，密谋篡夺王位，并把美丽的王后据为己有，于是便施计将杜宇囚禁在深山上。杜宇被关后，怀想人民，思念爱妻，竟在笼中抑郁而死。

死后他的灵魂化作一只小鸟，暮春啼哭，致口中流血，其声哀怨悲凄，动人肺腑，名为杜鹃。在民间传说中，杜宇死后仍然有益于人民。每年春天农忙，杜宇魂化的小鸟就飞来田间一声声地鸣叫，催农夫播种、插秧。人们把这种小鸟叫作杜宇、杜鹃，或者又叫催耕鸟，催工鸟。

后来，人们便用"杜鹃泣血"来形容悲痛至极的心情。当然，"杜鹃泣血"是古代人民臆想出来的故事，杜鹃不停地叫唤并不是真的在泣血，而是一种生物本能。

杜鹃虽不能泣血，不过人却很可能因为流泪过度而眼膜出血。因为人体眼球周围分布有非常丰富毛细血管，人在伤心流泪的时候眼睛红肿，再加上不停用手揉搓眼球，所以很容易引起血管破裂，导致出血。

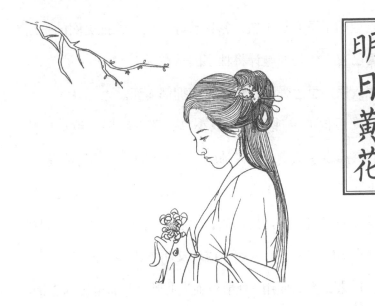

明日黄花

　　菊花在古代又称"黄花"，比如李清照的"帘卷西风，人比黄花瘦"。关于菊花，宋朝的文学家苏轼也有句诗"相逢不用忙归去，明日黄花蝶也愁"。诗中，苏轼赋予蝴蝶以人情，眼见菊花明日也将憔悴，无花可依，不禁犯愁。

　　后来人们便将诗中的"明日黄花"比喻过时或无意义的事物。

　　在中国，能与国色天香的牡丹相媲美的，估计唯有菊花了。民间自古有重阳节赏菊花的习俗，北宋京师开封，重阳赏菊之风盛行，金秋重阳，菊花盛开，人们便争相赏菊花、喝菊花酒、饮菊花茶。

为什么菊花在古代这么受老百姓欢迎呢？这不仅是它不畏严寒，傲然盛开的高贵品质，还是因为它具有很高的药用价值。

菊花，味苦、甘，性微寒，具有散风清热，平肝明目，清热解毒的功效。《西京杂记》记载："菊花舒时，并采茎叶，杂黍米酿之，至来年九月九日始熟，就饮焉，故谓之菊花酒。"当时的菊花酒又称"长寿酒"，把它当作滋补药品，相互馈赠，这种习俗一直流行到三国时代。

不只是用来酿酒，古人还发挥聪明才智将菊花做成美味佳肴，如菊花糕、菊花饼、菊花粥，北京有名的"菊花锅子"（即在羊肉火锅里放些菊花煮汤），清淡味美，更是别有风味。盛夏的时候，人们多容易上火，这个时候我们就可以泡一些菊花茶喝。

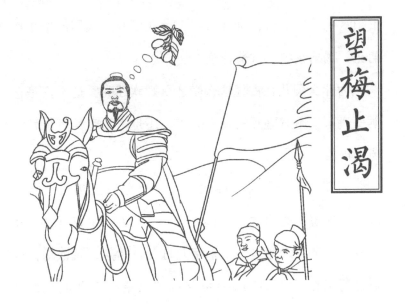

望梅止渴

古诗云："青梅知何味？甜中微带酸。"

相信大家都吃过话梅，酸酸的，甜甜的，口干舌燥的时候吃一颗话梅能够生津止渴。

据说，此零食之所以以"话梅"命名，就是因为说书先生常用它润口，话说时间长了，又不方便喝茶，就用晒干的梅子刺激味蕾，刺激唾液分泌，便可继续说下去。

话梅是用成熟后的青梅，腌制晒干后再加砂糖等辅料制作而成。

青梅为我国土产果品，种植历史已有 3000 多年。青梅不但能制成话梅，当作茶余饭后的零食，还具有独特的药用价值。《神农本草》记载："梅，性味甘平，可入肝、脾、肺、大肠，具收敛生津之益。"酸性在中医中具有止涩的作用，所以青梅具有止渴、止咳、止泻、止痛、止血的"五止"功效。

现代研究证明，青梅中富含多种天然优质有机酸和丰富的矿物质，具有净血、整肠、降血脂、消除疲劳、美容、调节酸碱平衡，增强人体免疫力等独特的营养保健功能。青梅在日本一直被认为是消灾除难的良药，被誉为"凉果之王""天然保健食品"。很多家庭都会制作相应的青梅保健食品，如梅子酒，青梅酱，青梅酵素，青梅醋等等。

关于青梅，还有一个成语叫"望梅止渴"。

话说东汉末年，曹操带兵去攻打张绣，这一路行军战士们非常辛苦，时值盛夏，太阳火辣辣的炙烤下，大地寸草不生，恰好部队行军的地方又荒无人烟，没有水源，士兵们一个个晒得头昏眼花，大汗淋淋，可是又找不到水喝，大家都口干舌燥，感觉喉咙里好像着了火。每走几里路，就会有人倒下，最终因中暑而死去。

眼看倒下的士兵越来越多，曹操目睹此景心里十分焦急。他绝顶聪明，正好想到了解决问题的办法。只见他策马奔腾跑上附近的一个山冈，然后举目远眺，虽然远处龟裂的土地依旧一望无际，没有水源的迹象。但他回来之后却装作很振奋的样子说："前面不远的地方有一大片梅林，结满了又大又酸又甜的梅子，大家再坚持一下，走到那里吃到梅子就能解渴了！"

士兵们听了曹操的话，联想起梅子的酸味，就好像真的吃到了梅子一样，口里顿时生出了不少口水，精神也振作起来，鼓足力气加紧向前赶去。就这样，曹操终于率领军队走到了有水的地方。曹操就这样利用人们对梅子酸味的条件反射，成功地让士兵们克服了口渴的困难。这就是"望梅止渴"的典故。

典故中，人们虽然并没有吃到真的梅子，但却体会到了梅子生津的作用。于是，人们便用这个成语比喻愿望无法实现，用空想安慰自己。

第三章

成语中的
以史为鉴

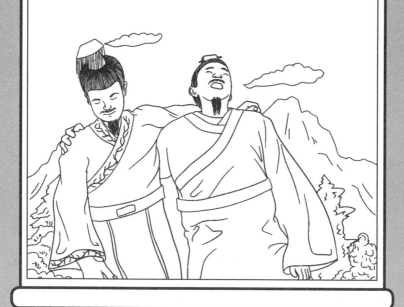

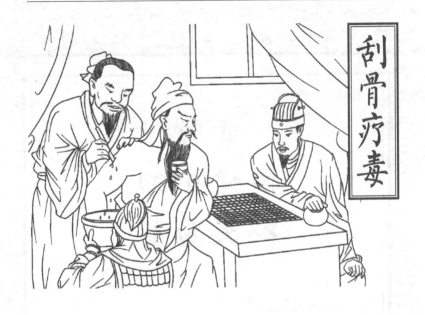

刮骨疗毒

　　华佗生活在东汉末年，正是刘备、曹操、孙权三人争夺天下的三国时期。

　　话说有一年，刘备麾下的大将关羽，也就是后世所称的"关二爷"，在一次与曹兵的战斗中右臂中了敌人的毒箭。

　　众将领请求关羽班师回荆州调治，但此时战事十分紧张，已是箭在弦上，如果班师回朝必定会令军心大乱，甚至给敌人可乘之机。最终，关羽以军国大事为重，否决了撤兵的提议，而是对外佯装是普通创伤，私下里派人去访寻名医秘密医治。

几日后，来了一个自称是华佗的大夫。他说平日里非常仰慕关羽的忠义，听说他中了箭伤，特地来给他医治。这时，关羽的右臂痛得非常厉害，正和马良下棋来分散注意力，以免自己露出痛苦的表情而乱了军心。

关羽听说过华佗的名气，便请他来医治。华佗看过关羽的箭伤，说："君侯箭伤的毒气已经深入到了骨头，如果再不治疗，恐怕便要残废了。但如果要根治必须要刮骨疗伤，所以请君侯把自己的手臂牢牢束缚在柱子上，然后我会用刀把皮肉割开至见骨，刮去骨头上的毒，再敷上药，以线缝合，这便可以彻底铲除毒性。"

关羽听了华佗的治疗方案不禁疑惑："这治疗就治疗，怎么还要把手臂绑在柱子上。"

华佗解释说："这是用刀把皮肉割开，再刮掉骨头上的毒素，其疼痛非常人可以忍受，如果不事先把手臂固定起来，到时疼痛难忍怕会影响治疗效果。"

关羽听了，笑说自己不是世间俗子，不怕痛，更不用把手臂缚在柱上，你只刮骨疗毒即可。于是命人先送上食物，说："先生远道而来，请先用酒菜！"

关羽陪着华佗吃了一会儿，便伸出了右臂，说："现在就请动手，我照样下棋吃喝，请先生不要见怪！"

华佗见关羽自信满满，便也不再多劝，取出一把尖刀，请人在关羽的臂下放上一个盆子，看准了位置，下刀就把中箭伤口处的皮肉割开。华佗知道这一刀疼痛非常，赶紧去观察关羽的情况，发现关羽气定神闲，跟什么事也没有发生一样。

华佗暗自惊叹关羽的神勇刚毅果然非寻常人可比，"我用刀把君侯骨头上的毒给刮走，这就好了！"说完，华佗手法娴熟地用手上的刀子在关公手臂的骨头上来回刮，还发出刮骨的声音，流出的血也几乎注满了整个盆子。将士们见到这情境，也掩面失色，唯独关羽仍继续下棋吃喝，面不改容。

不久，华佗把毒全刮走，敷上药，并把伤口缝合。关公要重赏他，华佗婉拒说："因听闻君侯高义，特来医治，没有希望要回报！"说罢把一帖药留下，以敷疮口，就头也不回地拜别了。

刮骨疗毒的故事发生在《三国演义》这部小说，本来是颂扬关羽之神勇、有毅力、能忍耐，但也从侧面说明了神医华佗的医技高明。

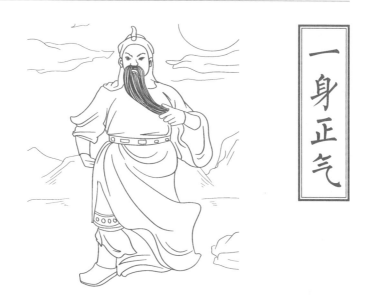

一身正气

"一身正气"用来比喻人光明磊落，刚正不阿。

中国人自古讲浩然正气，什么是浩然正气？

"富贵不能淫，贫贱不能移，威武不能屈"，对孟子而言，浩然正气就是面对外界一切巨大的诱惑也好，威胁也好，都能处变不惊，镇定自若的刚正之气。

"天地有正气，杂然赋流形。下则为河岳，上则为日星。于人曰浩然，沛乎塞苍……"对文天祥而言，浩然正气就是在国家、民族处于危难关头时，表现为仁人志士刚正不阿、宁死不屈的气节。

浩然正气是中国人的骨气和底气，千百年来正是在这种气节的指引下，中国历史上出现了不怕杀头仍秉笔直书的晋国史官董狐；坚贞不屈，誓死不降，在匈奴手下牧羊十九载的苏武；被俘后大喝"蜀中只有断头将军，而无投降将军"的严颜；率部渡江北伐、中流击楫、发誓收复中原的东晋名将祖逖；还有充满忠贞正直之气写出《出师表》豪迈志气的诸葛亮……

正气可以鼓舞士气，激发活力，增强团结，凝聚力量，从而抵御一切邪恶、消极的东西。对中医而言，同样也讲究"一身正气"。

中医的正气是构成人体和维持人体生命活动的最基本物质，对人体生命活动有推动、温煦、防御、固摄作用。中医学认为，人体之病是因为外感六淫入侵所致，而生病的过程就是身体正气与邪气之间的较量。《素问·评热病论》指出："邪之所凑，其气必虚。"正气的强弱，是疾病发生与否的决定性因素。如果身体的正气强大，就能抵御外邪侵犯机体，反之就会被邪气打得溃不成军，节节败退。

既然人体的正气这么重要，我们该如何培育自身的正气呢？中医将七情内伤，即喜、怒、忧、思、悲、恐、惊七种过度情绪的变化会对脏腑产生不良的影响进行总结归纳，如大怒则伤肝，大喜则伤心，忧思则伤脾，悲伤则伤肺，惊恐则伤肾，等等。所以，扶助正气首先要防七情内伤，保持平和的心态，做到不以物喜，不以己悲。

其次，脾胃是后天之本，正气是由日常进食的水谷精微转化而来，脾胃不好则正气不足，所以要坚持健康的饮食，保护好我们的脾胃，每餐不过饥过饱。对于厚味，如牛羊猪肉，要喝汤多而食肉少。对于鸡鱼虾等，虽喜食而不宜多吃。

最后，生命在于运动，每天坚持散步、慢跑、游泳、打太极拳等适度的体育锻炼可达到强身健体的作用，从而扶助人体正气。

正所谓"正气存内，邪不可干"，只要我们体内正气充足，疾病来临的时候就可以无所畏惧，依靠自身免疫力御敌于身体之外。

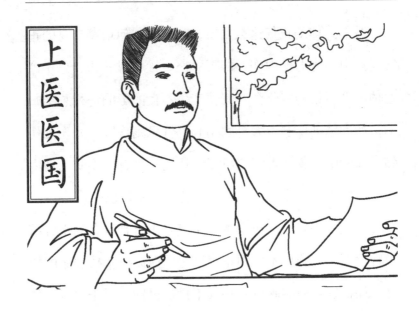

上医医国

　　鲁迅是我国现代最伟大的文学家、革命家和思想家之一。他用笔和纸揭露了旧封建思想的腐朽，刻画了反动派的丑恶嘴脸，唤醒了旧社会无数个愚昧无知的中国人，他一生都在为医治中国这头生病的雄狮而奋笔疾书。

　　你们知道吗？像鲁迅这样一位文学战士，他曾经的梦想是当一位大夫，在日本求学期间所学的也是医术。

　　鲁迅所处的年代，中国积贫积弱，国家领土主权被列强瓜分，人民被列强奴役。鲁迅报国心切，就想通过提高国民的身体素质，从而使自己的祖国强大起来，摆脱被奴役的命运。可是在日本仙台医学专科学校期间的一次事件，彻底改变了他人生的轨迹。

当时正值日俄战争时期，日俄战争虽然是日本和俄国的冲突，但战场却是在中国东北，就像两个人因为在抢你家中的东西，因为分赃不均直接肆无忌惮地在你家打了起来，对中国是一件非常耻辱的事情，可是当时的很多中国人都没有这个认识。

有一次鲁迅去上课，教室里正放映纪录片，内容就是日俄战争的场景，当时有一个镜头是一个被说成是俄国侦探的中国人，即将被手持钢刀的日本士兵砍头示众，而许多站在周围观看的中国人，虽然和日本人一样身强体壮，但个个无动于衷，脸上流露出麻木不仁的神情。

这时，教室里几名学生在嘻嘻哈哈地说："瞧这些中国人麻木的样子，将来一定会灭亡的！"

这句话深深地刺痛了血气方刚的鲁迅，是啊，中国人的病不是出在身子上，而是出在精神上，这样下去真的是会亡国的！鲁迅的心中像大海一样汹涌澎湃，一个被五花大绑的中国人，一群麻木不仁的看客——在脑海中闪过，鲁迅想到一个国家想要强大起来，就必须要有一定的思想觉悟，否则就算身体再强壮，也只有落得像牛一样被奴役的悲惨命运，现在中国最需要的是改变人们的精神面貌。

于是，鲁迅选择弃医从文，用笔写文唤醒中国广大的老百姓。从此，鲁迅把文学作为自己的目标，把手中的笔当作武器，写出了《呐喊》《狂人日记》等许多作品，向黑暗的旧社会发起了挑战，唤醒了数以万计的中华儿女，让广大中国民众站起来同帝国主义列强进行英勇斗争。

"上医医国"这个成语的意思是高明贤德的人要为国家除患祛弊，而鲁迅就是这样一个为整个国家、民族治病的人。

自古以来，之所以医儒相通，是因为它们的目的都是为天下苍生解除痛苦。所以古代文人时常会把"不为良相，则为良医"挂在心间，进庙堂之高则达济天下，退江湖之远则悬壶济世，这也是一种"上医医国"的思想认识。

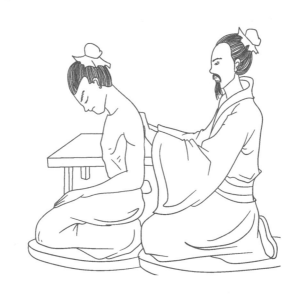

针砭时弊

"针砭时弊"这个成语比喻指出错误，劝人改正。

"针砭"是用砭石制成的石针。砭石的历史悠久，起源于原始社会，根据《黄帝内经》记载："东方之域……其病皆为痈疡，其治宜砭石。"古代东南地域气候潮湿，到处是瘴气恶水，容易使人皮肤生疮，疮口起疱生脓。

我们的祖先在与这种疾病进行斗争的过程中渐渐发现，生疮处如果被尖锐的石块碰破，病情就会好转，所以人们便将石头打磨成尖锐的石器。比如，1963 年在内蒙古多伦旗头道洼新石器时期遗址中，就出土了一枚经过加工的石针，针长 4.6 厘米，针身呈四方形，一头呈尖状，一头呈扁平的半圆状，有刃口，既可用来针刺又可用于切割。

砭石在发明之初，人们还没有掌握身体的经络穴位，所以最初砭石主要是被用来切割痈肿、排脓放血。不过，随着针砭技术的广泛应用和实践，人们慢慢发现了人体穴位，通过刺激某条经络或某个穴位，可以起到治疗疾病的效果，这种经验经过数百年的不断实践和总结，慢慢地升华成一门独立的治疗手段。

《说文解字》上说"砭，以石刺病也"。针砭可以治病，引申到疾病之外，比喻治疗其他不好的东西。

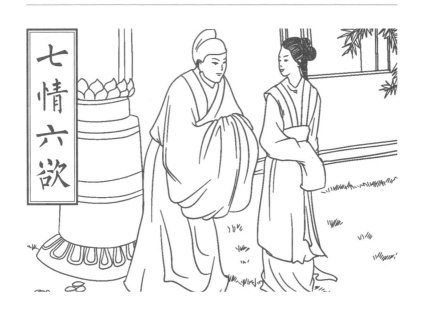

　　"七情六欲"这个成语是对一个人在世界上生存所产生所有情感的概括。

　　所谓"七情"，中医学理论是指喜、怒、忧、思、悲、恐、惊七种正常的情志活动，是人体的生理和心理活动对外界环境刺激的不同反映，属人人皆有的情绪体验。

　　喜是伴随愿望实现、紧张情绪解除时的轻松愉快的情绪体验；怒是由于愿望受阻、行为受挫而致的紧张情绪的体验；忧是对所面临问题的解决看不到头绪，心情低沉并伴有自卑的复合情绪状态；思是对所思问题不解，事情未决，思虑担忧的复合情绪状态，通常称为忧思；悲是指人失去所爱之人或物，以及所追求的愿望破灭时的情绪体验；恐指遇到危险而又无力应付而引发的惧怕不安的情绪体验；惊指突然遭受意料之外的事件而引发的紧张惊骇的情绪体验。

七情代表中医学对人的基本情绪的认识，一般情况下不会导致或诱发疾病。只有强烈持久的情志刺激，超越了人体的生理和心理适应能力，损伤机体脏腑精气，才会导致脏腑功能失调，或人体正气虚弱，脏腑精气虚衰。中医认为，这七种情志活动应该掌握适当。

《素问》中记载："怒则气上，喜则气缓，悲则气消，恐则气下……惊则气乱……思则气结。"不同的情绪刺激，对气机的影响也有所不同。如果情绪不当，例如大喜大悲、过分惊恐等，就会使阴阳失调、气血不周，这种精神上的错乱会演变到身体上，形成各种病。

"六欲，生、死、耳、目、口、鼻也。"由此可见，六欲是泛指人的生理需求或欲望。一个人在面对五彩缤纷的世界时，会产生许多欲望，嘴要吃，舌要尝，眼要观，耳要听，鼻要闻……这些欲望都是与生俱来的，不用人教就会。七情六欲，乃人之本能，是人类基本的生理要求和心理动态。生活因为七情六欲而多彩，也因七情六欲而困惑。一个不能控制住情感与欲望的人，很容易令自己误入歧途，或者做出不可理喻的事情。

所以，面对人生的喜、怒、哀、乐，我们不必太过于在意，要以一颗平常心处之、待之即可；面对他人的指责、讥讽与诋毁，我们不必大动肝火、睚眦必报，以坦然的心态去面对，用宽容、沉着的心去寻求原因，最终会获得解脱与释然；面对纷繁芜杂的大千世界的各种诱惑，金钱、权势也好，美女、名声也罢，我们不必见利忘义、阿谀逢迎、溜须拍马，守住自己内心的那片净土，保留自己完整的品性，才能获得一生轻安。

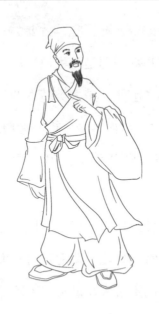

义愤填膺

对于有强烈正义感的人来说，当遇见一些社会上不公现象的时候，会义愤填膺，非常气愤。

膺，即胸的意思。义愤填膺，是指对违反正义的事情所产生的愤怒填满了胸腔。胸腔是人体的一个部位，为什么生气的时候，愤怒之感会填满此处呢？

中医学理论认为，胸为气海，是汇聚一身之气的地方。气是人体内活力很强且运行不息的极精微物质，是构成人体和维持人体生命活动的基本物质之一。气运行不息，推动和调控着人体内的新陈代谢，维系着人体的生命进程。

人生气的过程，其实就是气在体内运动的过程。《素问·举通论》中记载："怒则气上……怒则气逆。"人在大怒、暴怒的情况下，会气逆上冲，会觉得胸口发闷、发堵，这就是因为人体之气汇聚到了胸腔，也就是"气海"这个位置，所以古人才有用"义愤填膺"来形容气愤的状态。

当然，怒气上逆其实是一种情志的病理状态，如果一个人的愤怒程度大到连"气海"都承载不下，那就会继续上逆，上冲于脑，而引发头痛、头晕的症状，如果灼伤脑络，络破血溢，还会导致中风、昏厥等病症。

所以，生气是一件非常不明智的行为，是用别人的错误惩罚自己，不利于自身的健康，我们要学会用平常心看待问题，做到"跳出烦恼界，身高眼自宽"。

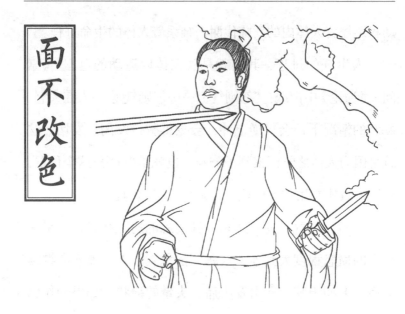

面不改色

中医看病讲究"望闻问切"，望是指望诊，一个经验丰富的中医，通过观察患者脸上的气色，就可以推断人体的健康状态。所谓"望而知之谓之神"，人体内部发生病变，必然会反映在体表，而面部是表现脏腑病症的最明显的部位。

中医将人体的面色分为"常色"和"病色"。

常色，即正常人的面色，咱们中国人健康的肤色，应该红黄隐隐、明润含蓄。明代表"明亮"，润代表"润泽"，含蓄就是夹有血色，这种面色是有神气、有胃气的表现。

病色，即疾病状态时的面色，病色是有别于正常人的面色，如果表现出赤色，则说明脏腑内火热炽盛；如果表现出白色，说明身体虚弱，或患有贫血；如果面色淡黄，枯槁无华，则可能是脾胃气虚，气血不足；如果表现出青色，则说明体内有寒，多为心血瘀阻之象；如果表现出黑色，可能是肾虚、瘀血等证。

从中医学角度，面部就像是人体的显示器，也是身体健康的晴雨表。但是如果有人在需要面色发生变化的情况下而没有出现任何改变，则说明这个人非常的从容镇静，所以人们便用"面不改色"这个成语，来形容人遇到危险时神态自若，心态平和。

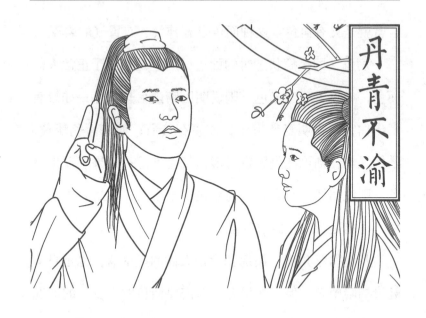

丹青不渝

　　我们在形容誓言永不改变的时候，会用到"丹青不渝"这个成语。

　　丹是丹砂，青是青腆。丹青是古代绘画中两种常用的颜料，落笔不易褪色，所以用来比喻永不更改，始终不渝。

　　朱砂的粉末呈红色，这种颜料染成的红色非常纯正、鲜艳，其色泽经久不褪。为什么古人称心为"丹心"，就是因为丹就表示着红。丹砂起初只是作为颜料使用，但是到东汉之后，因为道教兴起，丹砂成为炼丹的主要原料，人们对丹砂功能的认识越来越全面，了解到它还有治愈疾病的作用。

中医认为丹砂味甘，性微寒，有清心镇惊、安神、明目、解毒的作用，可以用来治疗惊风、癫痫、狂躁等病证。古代治疗精神不正常的人（古人以为是鬼上身），服用朱砂后症状会有所缓解，或恢复正常，所以人们迷信地认为丹砂有辟邪的作用。

所以在传统风俗中，我们常用朱砂制成各种饰品佩戴在身上，借以化解太岁，辟邪消灾。虽然这是迷信的行为，但是因为丹砂还具有清心安神的作用，所以随身佩戴朱砂串有助于我们的睡眠。在佛教的文化里，朱砂也常被做成佛珠、念珠，用以持佛念经时使用，其能使人沉心静气、心神安定、意念集中、智慧提升，是礼佛之人必备的器物。

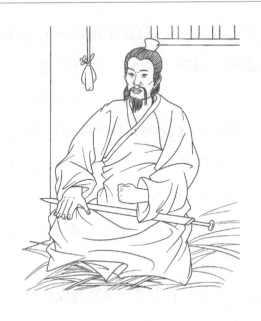

卧薪尝胆

"卧薪尝胆"这个成语，出自吴越争霸，讲述的是越王勾践立志报仇的故事。

春秋末期，吴国和越国是邻国，两国之间经常打仗。后来，吴王夫差为了报父仇，每日操练兵马，最后战胜了越国，生擒了越王勾践。

吴王为了羞辱越王，派他看墓与喂马，当作奴才使唤，令越王受尽了耻辱。越王心里虽然很不服气，但仍然极力装出忠心顺从的样子。吴王出门时，他走在前面牵着马；吴王生病时，他在床前悉心照顾，吴王见他这样尽心伺候自己，觉得他对自己非常忠心，最后就允许他返回越国。

勾践回到越国后，立志要报仇雪耻。但是他又怕温柔富贵会消磨掉他的意志，就把自己睡觉的柔软席子撤掉，用柴草当作被褥。而且，他还在自己在吃饭的地方挂上一个苦胆，每逢吃饭的时候，就先尝一尝苦味，问自己："你忘了自己在吴国所受的耻辱了吗？"以此警示自己。

后来勾践就是凭借着卧薪尝胆的毅力，励精图治，与百姓同甘共苦，使得越国国力与日俱增，最后灭掉了吴国，越王勾践成为春秋时期最后一个霸主。

"有志者事竟成，破釜沉舟，百二秦关终属楚；苦心人天不负，卧薪尝胆，三千越甲可吞吴。"鉴于越王勾践复仇的经历，后人便用"卧薪尝胆"激励仁人志士发奋图强，刻苦自励。

不过，大家有没有这样的疑问，勾践为什么要尝"胆"呢？他怎么不尝"心"、尝"肝"呢？这是因为，胆是储藏胆汁的囊状器官，味道奇苦无比，所以又称"苦胆"。勾践给夫差当奴才的时候，常以身试药，来表现对夫差的忠心。勾践尝胆就是要用苦味来提醒自己不要忘了自己曾经所受的耻辱。

千胜将军

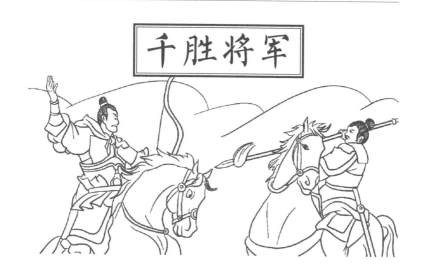

　　历史进步的车轮，往往是靠战争推动的，所以五千年的中华文明，涌现出了许多有名的将军。像破釜沉舟，以三万对五十六万秦军的项羽；背水一战，以一万二对阵二十万敌军的韩信，他们可谓是千古一将，战无不胜。

　　唐朝有一位将军叫张巡，他生活的年代正值安史之乱。面对强大的安禄山叛军，他以区区两县几千兵力，苦守雍丘、睢阳两个孤城近两年之久。虽然，最后在内无粮草、外无援兵的情况下，城破被俘，英勇就义。但他几乎每场战役都能出奇制胜，以少胜多，显示出杰出的军事才能，在史书中称他为"千胜将军"。

所以，"千胜将军"这个成语形容的就是善于用兵，屡战屡胜的将领。

将军一般是高级军事将领的统称，在我们的人体器官中，也有一个"将军"，它便是"肝"。《素问·灵兰秘典论》："肝者，将军之官，谋虑出焉。"

中医学理论认为，人体的精神及神志活动与肝脏密切相关，肝脏具有发挥智慧、考虑对策、抵抗病邪的功能，性猛刚烈，内怀韬略计谋，因此，把它比拟为统帅军队、安内御外的将领，保卫机体抵抗外邪侵入，故称之为"将军"。

而且肝脏还是一个排毒器官，它的一个最重要的功能就是排毒，胃肠道所吸收的有毒物质，都要在肝脏经过解毒程序变为无毒物质，再经过胆汁或尿液排出体外。在身体内，肝脏就像"将军"一样，无时无刻不统帅军队与侵入人体的毒素进行着抗争。

所以，作为肝脏的君主，我们应该体恤下属，尽量少喝酒、少吃药、不熬夜，养成健康的生活习惯，不要让肝脏长期超负荷工作，给"将军"一个宽松的工作环境。

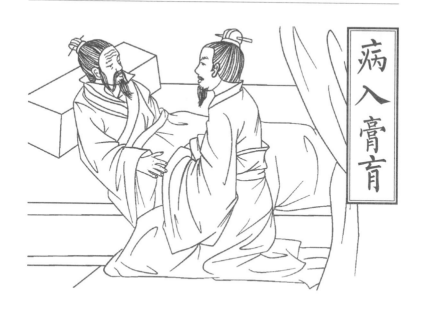

病入膏肓

　　春秋战国时期，晋国的君王景公得了重病，本国的大夫都无法医治，王公大臣们打听到秦国有一个医术很高明的大夫叫"缓"，便派去车马接他来为晋景公诊病。

　　可是在当时社会，秦国与晋国之间既没有通高铁，也没有通飞机，可谓是路途遥远，险阻其多。

　　就在缓一路舟车劳顿前往晋国的过程中，晋景公已经病得奄奄一息，几度陷入了昏迷状态。恍惚中，晋景公还做了梦，梦见他进入了自己的身体，看见两个童子立在他

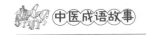

疼痛的位置说悄悄话。

他听见一个童子说："我听说那个高明的大夫缓马上就要来了，我看咱俩这回是在劫难逃了，我们躲到什么地方才能安全呢？"

另一个就回答道："这没什么可怕的，我们只要躲到肓的上面，膏的下面，到时候无论他怎样用药，都奈何我们不得。"

说着，两个童子便携手往身体的更深处走去。晋景公知道，两个童子其实是由病邪所化，想赶过去阻止他们，可是却走不动，一激动自己便醒了。

这个时候，缓终于赶到了，他立刻被请进了晋景公的卧室替晋景公治病。缓诊断后，叹了口气对晋景公说："大王，这病已经晚了。病邪所在的位置已经到了肓之上，膏之下，用灸法攻治不行，吃汤药其效力也达不到，这病是实在没法治啦，微臣实在是无能为力了。"

晋景公听了缓所说的情况，果然验证了自己梦见的两个小孩的对话，不但没有迁怒于缓，反而点了点头夸赞说："你的医术真高明啊！"说毕，叫人送了一份厚礼给缓，让他回秦国去了。

古人将心尖脂肪称之为膏，将心脏与隔膜之间的位置称之为肓。冰冻三尺，非一日之寒，人体生病是一个由轻到重的过程，起初病邪只在体表，如果不及时治疗，就会由表及里侵入五脏六腑，而等到病邪达到"膏肓"之间，就意味着病情十分严重，无法医治。

后来，人们便用"病入膏肓"这个成语来比喻所患疾病很难医治，或是事态严重，已经到了无法挽回的地步。

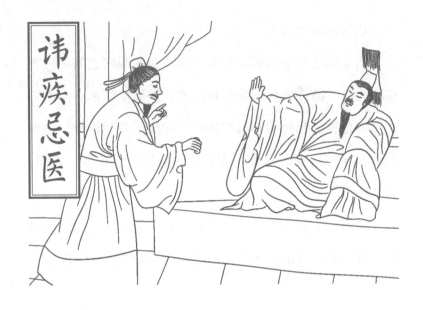

讳疾忌医

扁鹊是一位具有冒险精神的名医，平日里他喜欢周游列国，热心为百姓看病。而且他的医术十分高明，一些濒临死亡的患者经过他的针灸或汤药就可以救活，所以他的名声传遍四海八荒，老百姓都十分敬重他。

蔡国国君蔡桓公听说自己的国家居然出了如此赫赫有名的人物，很想见识一下扁鹊是何方神圣，于是传召扁鹊回国觐见。扁鹊得知自己的祖国在召唤自己，便快马加鞭返回故土，晋见桓公。

扁鹊步入王宫大殿，站在桓公面前交谈片刻，通过望诊得知桓公患有疾病，于是对桓公说："主公有病，病在皮肤的纹理间，若不及时医治，恐怕要严重起来。"

桓公平日里身体健硕，很少生病，头一次见面就听别人说自己生了病，很不高兴，就摇头说道："我身体很好，没有病。"

扁鹊走后，桓公对左右侍从嘲笑道："他们这些江湖郎中，为了赚钱竟然把没病的人说成有病，真是故弄玄虚。"

过了十天，扁鹊提着药箱又去拜见桓公。桓公正坐在御花园中玩赏，扁鹊来到桓公面前，看着他的脸色，忧愁地说："主公您的病已经到达了肌肤，若不抓紧医治，将会更加严重。"

桓公心里十分不悦，扭过头对扁鹊爱理不理，扁鹊只好退了出来。

又过了十天，扁鹊再去见桓公，心情沉重地说："主公的病已经侵袭到肠胃，再不医治，到时候就无药可治！"

桓公听后，勃然大怒，对扁鹊说："你这个乱臣贼子，竟然三番五次地咒骂本王生病，到底是何居心！"扁鹊听后十分委屈，喟然长叹，摇头而去。

又过了一段时间，桓公见扁鹊长时间不觐见了，便再次召见扁鹊，这次扁鹊一见桓公再也不说他的病情，而是二话不说急忙转身而出。桓公见扁鹊这次反应蹊跷，便派人去问，扁鹊痛心地说："帝王的病起初在体表皮肤的时候，还可用药水热敷治愈，病到肌肤的时候，可用针灸治疗，病入肠胃之时，还可用汤药使其慢慢康复。现在主公的病已经深入骨髓了，就是神仙也没有办法医治。"

当夜，扁鹊害怕事后引来蔡桓公记恨报复，便整理行装，星夜向秦国逃去。果真，在扁鹊逃走后的第五天，桓公浑身疼痛，果然病倒了。这时他再派人去找扁鹊，但已经晚了，桓公就这样死去了。

这就是"讳疾忌医"的故事。这个成语故事告诉我们：有了疾病，应该积极治疗，若讳疾忌医，到头来只会害自己。其实在生活中，对待工作和学习，我们很多人也会犯讳疾忌医的毛病，听不得别人批评自己，甚至明明知道自己有毛病、有问题，还试图掩饰，结果越陷越深。希望我们读了蔡桓公的故事，不要再自欺欺人。

因势利导

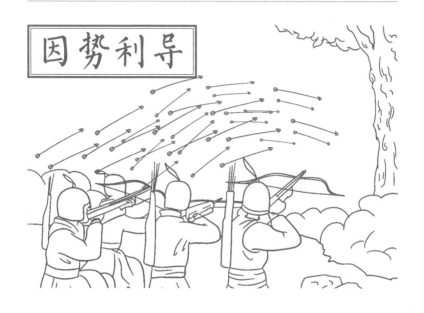

　　因势利导，这个成语的意思是顺着事情发展的趋势，向有利于实现目的的方向加以引导。

　　孙膑是我国历史上著名的军事家，他运筹帷幄，决胜千里，用兵如神，善于把握事情发展的趋势，并采取计策打败敌军。在与魏国的"马陵之战"中，孙膑说"善战者因其势而利导之"，利用敌人骄傲狂妄、轻视齐军的心理，用逐日减灶的计策，伪装溃败逃跑，诱敌深入。结果，骄傲的魏军果真大摇大摆地尾随齐军进入一个叫马陵的险恶地带。这时，早已埋伏好的齐兵万箭齐发，一举歼灭了魏军。

其实用兵如此，用药也是如此。中医治病也强调因势利导，要求大夫根据患者体质、病位等不同的情况采取相应的治疗措施。

《内经》里记载："因其轻而扬之；因其重而减之；因其衰而彰之……其高者，因而越之；其下者，引而竭之。"

文中的"轻""重""衰""高""下"等都是疾病的"势"，如果疾病在上部较轻浅的位置，就应顺势选用质地较轻、气味较薄的药。如果疾病在高处，就使用"吐法"，使病邪从上而出。

现实中这样治疗的例子也不少。比如，我们夏天的时候如果吃了腐败不干净的食物而腹泻、腹痛，大夫并不会立马开一些止泻的药物，而是顺其病势，继续让患者泻下秽臭之物，等腹痛、腹泻逐渐好转后，再开一些补益脾胃的药，这便是"因势利导"在治疗过程中的体现。若是在腹泻之初就开始止泻，则是逆其病势，反而有可能加重病情。

由此可见，因势利导虽然是孙膑在兵法上的见解，但其实是与中医治病的原理相通。清代名医徐灵胎说过"孙武子十三篇，治病之法尽之矣"，如果要想成为一名会看病、看好病的中医大夫，就应该熟读一些兵法知识，对于我们治疗疾病会有很大的帮助。

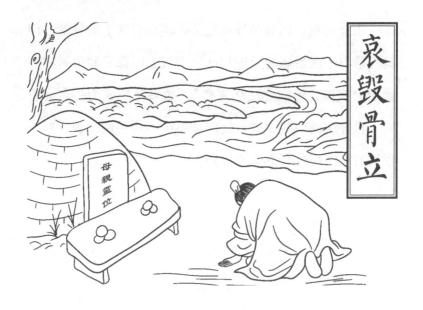

在南北朝时期，发生过一件"哀毁骨立"的故事。

俗话说"百善孝为先"，古人非常注重孝道，话说南北朝时期，王戎、和峤两人同时遭遇了大丧，家中老人病故。平日里，王戎、和峤都以孝闻名，连当时的皇帝都知道他们是大孝子。

两人虽同为孝子，但在丧事中的表现却各不相同。因为过度伤悲，王戎连续几天茶米不进，瘦得只剩皮包骨头，几乎支撑不住自己的身体。而和峤虽然哀号哭泣，但是丧葬礼仪也能有条不紊地进行。

在外人看来，和峤家为老人筹办了丧事，算是尽到了孝道。而王戎既不披麻也不戴孝，实在是有违传统礼法。

这话传到了皇帝司马炎耳中，便问手下一位下属官员："你和王戎、和峤两人关系很好，我听说和峤母亲刚刚去世，想必一定是悲伤过度，令人担心。"

这下属官员回道："和峤虽然极尽礼数，但精神元气并没有受损；王戎虽然没恪守礼法，却因为哀伤过度已经形销骨立了。所以我认为和峤是尽孝道而不毁生，王戎却是以死去尽孝道。陛下您不必去担心和峤，而应该去为王戎担心呀。"

司马炎由此得知，王戎的孝心其实比和峤更重。后来人们便用"哀毁骨立"形容由于过分悲哀而损伤了身体。

中医讲"思出于心，而脾应之"，脾气主升，但是思虑会导致身体内的气郁结在一起，这就影响了脾脏的消化功能，导致没有食欲，茶饭不思。如果一个人因为过分悲伤而消瘦得只剩下一副骨架子支撑着，那足见其用情之深，所以司马炎觉得哀毁骨立的王戎比和峤更孝顺。

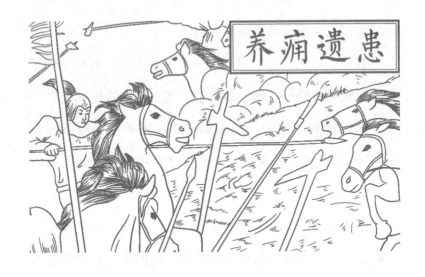

养痈遗患

秦朝末期，因为统治阶级的残暴，刘邦和项羽共同举起了扫除暴秦的大旗。秦朝灭亡后，刘邦和项羽就开始争夺天下，史称"楚汉之争"。起初项羽势力强大，追着刘邦打。但后来，刘邦任用贤臣，广施仁政，实力一天天壮大起来。而项羽因为骄傲自大，众叛亲离，一天天被孤立起来。

两军僵持阶段，双方都已经是心力交瘁，刘邦就与项羽商量，双方以鸿沟为界限，各占一边，互不侵犯。项羽明白自己现在的力量已经没有办法打败刘邦，于是便欣然同意。

条约签订后，刘邦非常开心，觉得终于不用再被项羽追着打了。可他麾下的大臣张良得知这个消息后，急忙阻拦说："现在项羽的军队已经是强弩之末，我们应该乘胜追击，不给对方留喘息的机会，不然等到他再次强大，我们就遭殃了。"

刘邦觉得张良说得有道理，于是进一步追击，最终消灭了项羽，建立了大汉王朝。

有个成语叫"养痈遗患"，留着毒疮不去医治，就会成为后患。痈疽是发生于体表、四肢、内脏的急性化脓性疾患，是一种毒疮。在古代，痈疽属于疑难杂症，非常难治。古书记载"生疽之人，隐讳者众"，意思是生痈疽的人也不愿承认患了痈疽。有的因为起初的时候脓肿面积小，心理上也不重视，最后发展恶化，因治疗不及时而死亡。

而对刘邦来说，项羽不就是他眼中的"痈"吗？如果不尽早将其除掉，以后就会后患无穷。

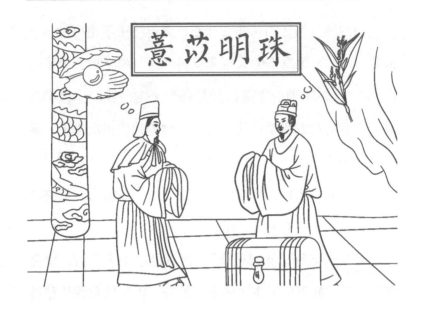

薏苡明珠

薏苡是中医中的一味中药，有其悠久的历史，早在《神农本草经》中就有记载，其性味甘、淡、凉，入脾、肺、肾经。生活中，它还是大家常用的食材，做成粥、饭、各种面食供人们食用，有健脾利湿、清热排脓、美容养颜功能。

此外，还有一个成语和它有关，叫"薏苡明珠"。话说，东汉名将马援领兵到南疆打仗，军中士卒病者甚多。当地民间有种用薏苡治瘴的方法，用后果然疗效显著。马援平定南疆凯旋时，带回几车薏苡药种。谁知马援死后，朝中有人诬告他带回来的几车薏苡，是搜刮来的大量明珠。这一事件，满朝野都认为是一宗冤案，故把它说是"薏苡之谤"。白居易也曾写有"薏苡谗忧马伏波"之诗句。

后来人们就用"薏苡明珠"这一成语，比喻被人诬蔑，蒙受冤屈，故意颠倒黑白，混淆是非。

薏苡虽然不是明珠，但其实药用价值比明珠还要珍贵。现代医药学研究表明，薏苡富含蛋白质、多种氨基酸、维生素和矿物质，其营养价值在禾本科植物中位居前列。用于临床治疗，可以起到强筋骨、益气、健脾、消肿的作用，而且平常用薏苡仁熬汤，还有养颜和美容的功效。

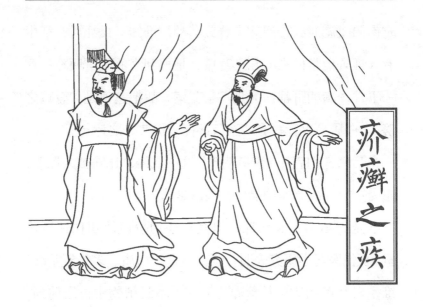

疥癣之疾

　　"疥""癣"都是皮肤表面的疾病，在中医看来，"疥"和"癣"都是外科疾病，虽然有关痛痒，但毕竟没有侵入脏腑，所以是无碍生命的小病。

　　吴越争霸期间，吴王夫差曾一度打得越王勾践俯首称臣。因此，吴王对越国掉以轻心，认为越王是自己的手下败将，不足为患。

　　于是，吴国把主要精力都用在研究如何讨伐齐国上。这个时候吴国大臣伍子胥就站出来劝阻说："不行。我听说勾践吃饭不吃超过两样菜，能和老百姓同甘共苦。这个人不死去，一定会成为吴国的祸根。越国对于吴国，是心腹大患；齐国对于吴国，只是像疥癣一样的小病。希望大王放弃出兵齐国，先去进攻越国。"

吴王不听伍子胥的劝告，出兵讨伐齐国，并将伍子胥赐死。果真四年后，越国再次讨伐吴国，并把吴王围困在姑苏山上，吴王最终绝望自杀。

这个典故中，伍子胥以"疥癣之疾"来形容齐国对吴国的影响，认为不足为虑。后来，人们便用"疥癣之疾"这个成语来比喻轻微的祸患或无关紧要的小毛病。

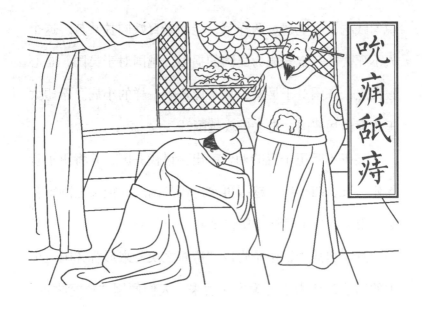

庄子是我国历史上伟大的思想家、哲学家和文学家，他主张清静无为，对阿谀谄媚的人嗤之以鼻。

在宋国，庄子和曹商是邻居。曹商这个人没有别的本事，靠溜须拍马得到了宋王的宠信。庄子对这个小人非常鄙夷，从不正眼瞧一下。有一次，曹商奉宋王之命出使秦国，临行前宋王赠予他车马数乘，后来他又获秦王赏识，被赏赉车百乘。曹商趾高气扬，回国后便往庄子处，自夸如何获赏之事。

在庄子的面前，曹商一副小人得志的嘴脸，吹嘘说道："我当年的日子真叫一个惨，住在简陋的巷子里，常常无米下锅，整天被饿得骨瘦如柴，面色蜡黄，这是我不光彩的过去。可是，现在我发达了，我受宋王之命出使秦国，得到秦国百辆车子的赏赐。庄老先生，你说我是不是厉害。"

庄子听了头也没抬，不屑回道："我听说，秦王对能治疗脓疮毒痈的大夫，赏赐车马一辆，而用嘴巴给他舔痔疮的，给车五辆。我看用来治疗的手段越下贱，得到的车子越多。你得到的赏赐不少，你莫非为秦王吸吮痔疮了吧。你还是别在我跟前丢人现眼了。"

曹商在庄子面前讨了没趣，灰溜溜地走了。

痈和痔，在古代都属于难缠的疾病。不但病程延绵，而且还会破裂流脓，令人非常恶心。如果一个人愿意能用口吸疮痈，以舌头舔痔疮，可见行为是多么低贱，所以庄子采用"吮痈舐痔"来讽刺那些逢迎讨好上司，阿谀奉承权贵，行为无耻卑鄙的小人。这就是成语"吮痈舐痔"的出处。

虽然，庄子老先生生前极力抨击这种"吮痈舐痔"之人，但这类人在后世却屡见不鲜。

话说，开创大汉王朝"文景之治"的汉文帝，中年的时候后背长了个大脓包，宫中御医、宫外方士都搞不定，这毒疮眼看着越长越大，恶臭扑鼻，脓血横流。这时，汉文帝的宠信之人邓通竟然以嘴一口口将文帝大烂疮里的脓血吸了出来。

于是，文帝就更加宠爱邓通。邓通见到仅仅吸两口脓疮就能比那些自幼习武，寒窗十年的人走得更高，于是变本加厉，汉文帝的毒疮每当复发，邓通就用舌头去舔舐干净。文帝高兴之余就将蜀郡的金矿赐予他，邓通俨然成为文帝之下第一宠臣！

但是"吮痈舐痔"之人，不是靠真本事获得成功，所以下场都不会太好，汉文帝死后，汉景帝便以过境采矿的罪名，罢了邓通的官，没收其全部财产，邓通从此又成了最穷的人，最后饿死于雅安。

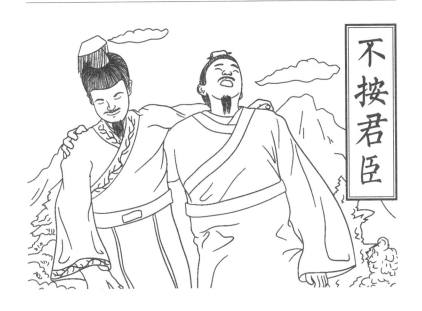

不按君臣

中医组方就好比是打仗，需要调兵遣将，排兵布阵，不能胡乱打。所以，你别看大夫开方子的时候，一味药一味药地往里边加，其实都是在"君臣佐使"的配伍原则下进行的。

君药是针对主病或主证起主要治疗作用的药物，在方剂中的位置举足轻重；臣药是协助君药加强治疗作用的药物；佐药是配合君药、臣药以加强治疗作用的药物；使药是能引导方中诸药达到病所或调和诸药的药物。

比如治疗感冒常用的方剂"麻黄汤"中麻黄，具有发汗解表、散寒平喘的作用，是君药；桂枝效力虽不及麻黄，但是它可以协助麻黄发汗散寒，解头身之疼痛，帮助君主分忧，所以它是臣药；杏仁，性味苦平，可以降肺气，治咳嗽，有佐助治疗的作用，所以是佐药；炙甘草，可以调节麻黄、桂枝和杏仁的关系，让它们相处得更加融洽，所以它是使药。

再比如治疗脾胃气虚的"四君子汤"，方中人参、白术、茯苓、甘草四味药的作用和扮演的角色各不相同。人参补气健脾是君药，白术健脾燥湿是臣药，茯苓渗湿是佐药，甘草调和诸药是使药。

《黄帝内经》记载："主病之为君，佐君之为臣，应臣之为使。"如果把方剂看作是小朝廷的话，那个对疾病起到主要治疗作用的药物就是高高在上的皇帝，协助皇帝治疗疾病的那些药物就是臣子。

国家君臣不分，社会就会混乱。方剂君臣不辨，就起不到治病作用。而我们做事不按君臣，分不清主要和次要的关系，就达不到所期望的效果。

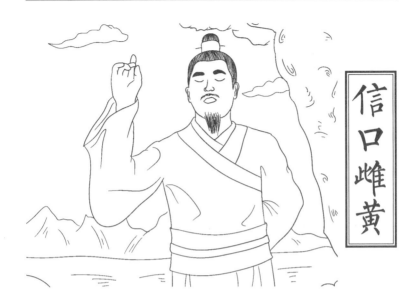

信口雌黄

魏晋南北朝时期，由于当时社会动荡不安，朝廷腐败黑暗，大家都信奉道家清静无为的避世思想。所以，知识分子聚在一起讨论的不是齐家、治国、平天下，而是庄子的"逍遥游"之类的内容。

而当时南朝有一个叫王衍的就是这样的一个人，每当他在讨论庄子玄妙的哲理时，总能侃侃而谈，即使是讲错了，或是在道理上有说不通的地方，仍然不慌不忙地随后更正，好像嘴里含了雌黄，可以随时更正错误，所以大家

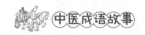

就形容他是"口中雌黄"。

后来，人们便将"口中雌黄"演变为"信口雌黄"，用来比喻不顾事实真相，而随口乱说或妄加评论。

"信口"二字人们容易明白，是随口说话的意思。那"雌黄"是什么东西呢？原来，雌黄是一种矿物质，其成分为三硫化二砷，通体为柠檬黄色，因为古时人们写字时用的是黄纸，如果把字写错了，用这种矿物涂一涂，就可以重写，就像我们现在用的更正贴。所以，雌黄就和更正错误联系在了一起。

常常与雌黄共生在一起的还有一种矿物叫雄黄，其成分为硫化砷，为橘红色。雄黄可以入药，有败毒抗癌、祛痰镇惊、杀虫疗疮、消炎退肿的作用。古人不但把雄黄粉末撒在蚊虫滋生的地方，还饮用雄黄酒来祈求能够避邪，让自己不生病。

不过，从现代医学的角度来看，雄黄是一种含砷的化学物质，其本身具有毒性，食用可能会对人体造成损害，所以一般只作为外用，只有在临床大夫的指导下才能内服使用。

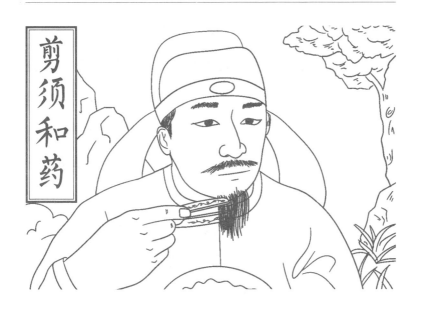

剪须和药

　　滚滚长江东逝水，浪花淘尽英雄。在中国历史上，有许许多多建国立业的智者能臣，比如三国时期的诸葛亮，西汉时期的萧何、张良，明朝时期的刘伯温，在唐朝初期也有这样一位上知天文，下晓地理的人物，他就是李勣。

　　李勣是唐初名将，深得李世民信任，认为他是一个可以托付大事的人。有一次李勣身患暴疾，经过太医诊治，得出的结论是这病可以治，不过需要一味药引子却是不好找。这个药引子是什么呢？太医说是"龙须为引"。

要以龙的胡须为药引，这可难住了李世民，不过他灵光一闪，心想自己不就是真龙天子吗，于是李世民当即自剪胡须给他当药引和药，不久李勣病愈入朝拜谢，磕头磕到流血。皇帝说："这没什么，我是在为江山社稷考虑。"

"身体发肤，受之父母"，在古人眼中胡须是父母所授，轻易不允许损毁。所以，此后李勣更是对李世民忠心不二。后来成为唐王朝开疆拓土的主要战将之一，曾灭高句丽，功勋卓著。李勣一生辅佐了唐高祖、唐太宗、唐高宗三朝，出将入相，深得朝廷信任并被委以重任，被朝廷倚之为长城。

这就是成语"剪须和药"的故事，李世民用几根胡须拉拢了臣子的心，后来人们便用这个成语比喻上级体恤下属。

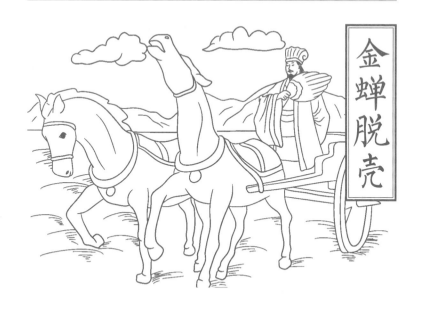

　　"金蝉脱壳"是指蝉脱去外壳的蜕变，比喻制造或利用假象脱身，使对方不能及时发觉。在孙子兵法的"三十六计"中，就有一计叫"金蝉脱壳"。

　　读过《三国演义》的朋友，可能会对这一段情节有印象：话说诸葛亮六出祁山，北伐中原，但一直没有成功。因为积劳成疾，最终在第六次北伐时病死于五丈原。三军主帅临阵病逝，这对蜀军是一个不小的打击，如果让魏国得到消息，敌军肯定会借此机会反击。

如何让几十万远离故乡的蜀军在没有主帅的情况下，避免敌军追击，顺利返回汉中呢？诸葛亮在临终前向姜维密授退兵之计。

姜维遵照诸葛亮的吩咐，在诸葛亮死后，秘不发丧，对外严密封锁消息。他带着灵柩，秘密率部撤退。司马懿得知蜀军撤退，迅速展开追击，但他此时并不知道诸葛亮已死。

在逃跑途中，姜维就命工匠仿着诸葛亮的样子，雕了一个一模一样的木人，羽扇纶巾，稳坐车中。等到司马懿的军队快要接近蜀军的时候，姜维就命人推出"诸葛亮"的车子，并派杨仪率领部分人马大张旗鼓，佯装向魏军发动进攻。

这司马懿知道诸葛亮诡计多端，他远望蜀军，军容整齐，旗鼓大张，又见诸葛亮稳坐车中，指挥若定，不知蜀军又要什么花招，不敢轻举妄动。心中疑惑：是不是诸葛亮又在要什么花招，莫非此次退兵乃是诱敌之计？于是赶紧命令部队后撤，观察蜀军动向，不再追击。姜维趁司马懿退兵的大好时机，马上指挥主力部队，迅速安全转移，撤回汉中。等司马懿得知诸葛亮已死，再进兵追击，为时已晚。

蜀将姜维等人，借助诸葛亮假人蒙骗了敌人，完成了"金蝉脱壳"。

蝴蝶破茧才能成蝶，而金蝉经过漫长的冬伏期，从地下爬上树干，静静地等待蜕变，直到金壳背部裂开一条缝，新生蝉从缝里爬出，蝉翼丰满后飞走，才算完成自己的蜕变，而金壳依然在枝头摇曳，不站近看，不知道新蝉已经飞走。

金蝉脱下的壳，在中医中又被称作"蝉衣"，虽然是留下来蒙骗别人的，但是它并非是无用之物。《本草纲目》记载："蝉，主疗皆一切风热证，古人用身，后人用蜕，大抵治脏腑经络，当用蝉身；治皮肤疮疡风热，当用蝉蜕。"中医认为，蝉衣归肺、肝经，入药具有疏散风热，利咽开音，明目退翳等作用，常用以治疗风热感冒，温病初起，咽痛音哑，麻疹不透，风疹瘙痒等疾病症状。

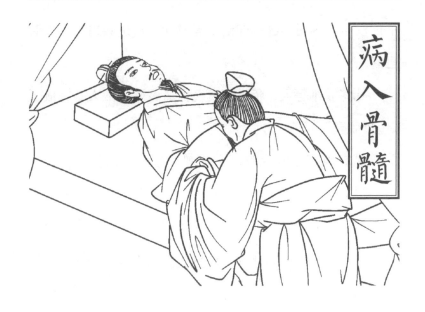

　　"病入骨髓"形容病势严重，无法医治；也比喻事态严重，无法挽救。

　　"髓"是人体内的一个部位，是骨髓、脊髓和脑髓的总称。中医认为，髓由肾的精气与饮食精微所化生，有充养骨骼、补脑等作用。

　　从解剖学上来讲，人体部位由外到内依次是肌肤、血脉、脏腑、骨髓，所以骨髓是人体最深层次的部位，如果疾病达到这个部位，就说明病情已经非常严重。

在"扁鹊见蔡桓公"的故事中，扁鹊三请桓公治病，但桓公讳疾忌医，从不高兴到很不高兴，从很不高到非常不高兴，一再拒绝，最后因病入骨髓而死。直到最后扁鹊说："病在肤表，用汤熨可以治好；病进入肌肤，用针灸可以治好；病到了肠胃，用汤剂也能治愈。如今蔡桓公的病已经深入骨髓，再也没法治了，所以我只好躲开。"

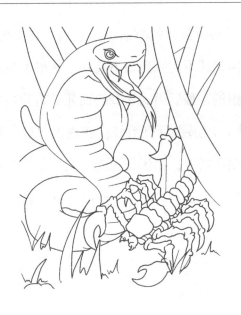

蛇蝎心肠

我们常用"蛇蝎心肠"来比喻一个人心肠狠毒，这是因为蛇和蝎在普通人眼里，都是有毒的害虫。这两个家伙都位列民间"五毒"之中，在老百姓眼里并不受待见。

有句民谣说："端午节，天气热，五毒醒，不安宁。"五六月期间，天气炎热，而毒蛇、蝎子、蜈蚣、蟾蜍等这些有毒的动物就到了频繁活动的季节，所以每到端午节，民间就要用各种方法以预防五毒之害，比如家家在门口上插艾草、喝雄黄，还有一些地方是在屋中贴五毒图，以红纸印画五种毒物，再用五根针刺于五毒之上，即认为毒物被刺死，再不能横行了。这些习俗可以看出，老百姓对这些东西深恶痛绝的程度。

虽然，毒蛇和毒蝎体内含毒素，但有句话叫"以毒攻毒"，在中医看来，蛇和蝎都可以入药，它们并不是百害而无一利的害虫。其中蛇更是全身都是宝，蛇肉可以食用，蛇皮和蛇胆都可以作为药材。

蛇皮又名"蛇蜕"，入药有祛风，定惊，解毒，退翳的功效，常用来治疗小儿惊风，抽搐痉挛，翳障，喉痹，疔肿，皮肤瘙痒。蛇胆，是蛇体内贮存胆汁的囊，其性凉，味苦微甘具有祛风除湿、清凉明目、解毒去痹的功效，现代研究认为其可调补人的神经系统，对神经衰弱、高热神昏和小儿惊风等症都有良好的治疗效果。此外，还可以调解人体的内分泌系统和免疫系统，延缓机体衰老。

不过蛇胆虽好，但有些人生吞蛇胆的做法并不值得提倡，因生蛇胆中含有寄生虫，人在食用后很容易中毒，如果需要服用，可将蛇胆蒸食。

蝎子也是不可多得的宝贵药材，特别是野生蝎子，更是十分珍贵。《医学衷中参西录》上说："蝎子，善入肝经，搜风发汗，治惊痛抽掣，中风口眼歪斜或周身麻痹，其性虽毒，转善解毒，消除一切疮疡，为蜈蚣之伍药，其力相得益彰也。"

　　所以，蛇和蝎并不是一无是处，在大夫眼中它们是能治病救人的宝物，所以"蛇蝎心肠"这个成语还真是有点冤枉蛇和蝎这两种动物了。

第四章

成语中的谆谆教诲

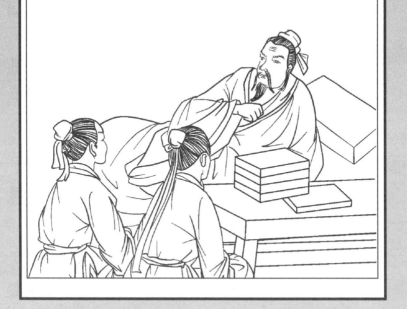

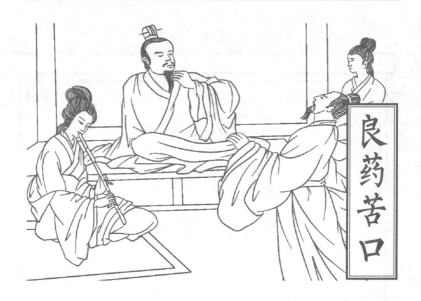

良药苦口

　　刘邦是大汉王朝的开国皇帝，在一次酒宴上他总结自己打败楚霸王项羽取得的天下时说："其实我治国不如萧何，出谋策划不如张良，带兵打仗不如韩信。"

　　人无完人，就算是天子刘邦也不是样样都比别人强。而刘邦的可贵之处，就是知道自己哪些方面不如别人，敢于正视自己的缺点，倾听别人的意见。

　　起初，刘邦还没登上皇位的时候，打败秦朝关中守军，领着众弟兄进了秦朝首都咸阳。刘邦是从小地方出来的，进了秦始皇居住的"咸阳宫"，如同是刘姥姥进了大观园，立刻被宫中的美色珍玩吸引，忘乎所以，准备留在秦宫里玩个尽兴不出来了。

他周围一些有眼光、有大局的兄弟就劝他不要玩物丧志，可刘邦玩性大发，谁的话也不听，还因为别人扫他的兴致而非常生气。这个时候，他麾下的著名谋士张良就亲自出马了，闯到刘邦玩乐的地方，很严厉地批评了他一顿，陈述其中利害，并说："良药苦口利于病，忠言逆耳利于行，请好好听听朋友们对你的谏言。"

刘邦此时才恍然大悟，赶紧赔礼道歉离开了秦宫，宣布军队离开城市，到咸阳郊外的霸上驻扎，不许扰民。

能治病的药物虽然味道很苦，但对疾病有好处；中肯的语言尽管很刺耳，但对纠正错误有帮助。张良就是用药物治病的道理来劝刘邦广开言路，听从别人正确的意见，如此才最终打败了不善于听从别人意见的项羽，而取得了天下。

人的身体会生病，行为也会生病。行为生病了，如果不及时改正就会由小错变成大错，由大错到不可救药。所以，一个人不怕犯错误，可怕的是不愿意接受别人的批评意见，不接受逆耳的忠言。

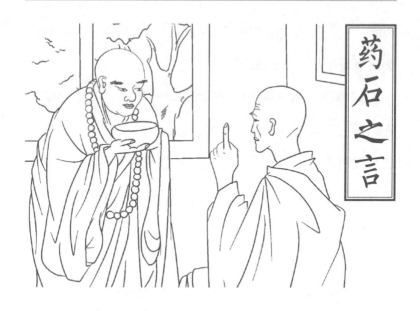

药石之言

佛教的经书里说："早起诸天食，日中三世诸佛食，日西畜生食，日暮鬼神食。"所以佛教里有过午不食的戒律，一天只吃两顿饭。

但是，如果和尚生了疾病，为了补充营养就需要晚上进食。这个时候，患者要向众僧说明，需要提前由一个持戒清静的高僧，给做证明，经过允许后才可以进食。

因为此时所进食的饭是为了治病，所以佛教就把晚饭称之为"药石"。

药剂和砭石是中医治病常用的手段。药剂，就是熬制而成的汤药，汤药入腹能平衡体内阴阳，调和五脏六腑。砭石是中医史上最早的外治医疗器械，古书中说古者以石为针，是一种用来治病保健的石制工具，有安神、调理气血、疏通经络的作用。

后来人们就把"药石"的意义引申到一切能够治愈疾病，纠正错误、缺点的事物。我们把诚意劝人改过的良言，用"药石之言"来形容，正是出于这个原因。

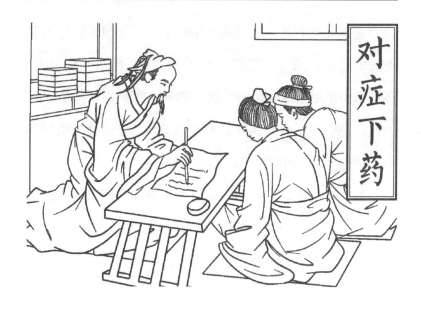

对症下药

华佗是东汉的名医，一次同村里倪寻和李延两个人同时因为头痛发热而找华佗诊治。

华佗经过一番望闻问切，很快开出来两副药方，并交代他们回去取药煎服。但两人去了药店打开药方一看，发现倪寻的药方上大多都是泻药，而给李延开的药方上大多是解表发散的药。

同样的症状表现，却开了截然相反的两剂药，这华佗是不是搞错了。于是，他们赶忙折返回去向华佗请教。

华佗解释道："你们的病情虽然外在表现都是头痛发热，但是引起疾病的内因却不相同。倪寻的病是由于饮食过多引起的，病在内部，应当服泻药，将积滞泻去，病就会好；而李延的病是受凉感冒引起的，病在外部，应当吃解表药，风寒之邪随汗而去，头痛也就好了。"

两人听了自觉惭愧，便回家将药熬好服下，果然两个人很快就都痊愈了。

中医强调辨证治疗，症状虽然相同，但引起疾病的原因不同，在治疗方法也应该区别对待。

其实在生活中，我们处理问题时也要掌握"对症下药"，针对不同的情况，应当采取不同的方法处理问题，有的放矢才能事半功倍。

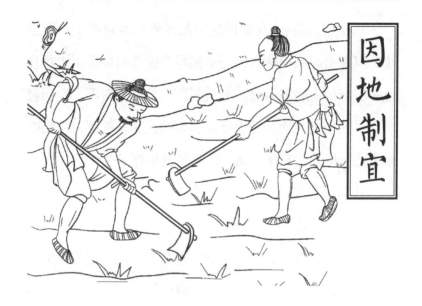

因地制宜

我们讲"一方水土养一方人"，其实还有个说法叫"一方水土养一方病"。

因为受不同地域气候、饮食习惯、土壤环境的影响，所引发的疾病也各不相同。比如，在西北高原地区，气候寒冷，干燥少雨，当地人们依山陵而居，常处在寒风凛冽之中，平常的饮食也是以吃牛羊乳汁和动物肉为主，所以体格比较健壮，不易受外邪感染，一般生病多以内伤为主。

而东南地区，地势低洼，湿热多雨，沼泽较多，人们的皮肤色黑，腠理疏松，容易受到外感病邪的侵扰，而且因为湿邪较重，还容易患痈疖疔疮等皮肤病症。

针对不同患者的治疗，应该根据他们所处地域的不同，区别用药。对生活在北方的患者，多采用麻黄、桂枝之类辛温解表的药物；而对生活在南方的患者，则可多用一些桑叶、菊花、薄荷这类辛凉解表之剂，这就是"因地制宜"原则在中医学中的具体应用。

"因地制宜"就是根据各地的具体情况，制定适宜的办法。这不但是中医的治疗原则，对我们解决实际问题也有很强的指导意义。

春秋时期的伍子胥就因地制宜地"治疗"吴国，在城建上把城墙筑得既高又坚实；在军事上加强战备，充实武库；在农业上鼓励农桑，充实粮仓。通过不同层次、不同侧重地制定政策，最终帮助吴国强盛起来。

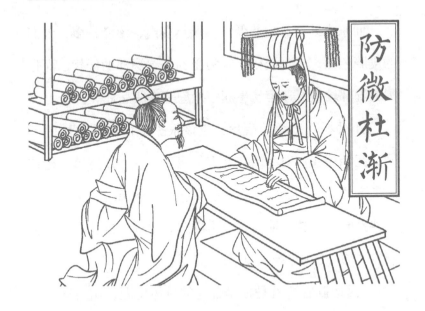

防微杜渐

　　科学家曾做过这样一例实验：将一只青蛙扔在盛有沸水的容器内，它会立马跳出逃脱。而将它先置于常温水中，然后再一点一点注入热水，青蛙就会在浑然不觉中，舒舒服服地被烫死。

　　青蛙能立马识别滚烫的沸水，却对逐渐加热的温水没有警觉，最终失去了生命，这就是著名的"青蛙效应"。

　　居安思危则存，贪图安逸则亡。我们在安逸平淡的情况下，往往会忽视细小的错误或危害，以为不会对现状产生恶劣的影响，殊不知"千里之堤，毁于蚁穴"。而东汉的大儒、名臣丁鸿就用历史告知我们要"防微杜渐"。

汉和帝即位时仅十四岁，由于他年幼无能，便由窦太后执政，部分大权实际上落入窦太后的兄弟窦宪等人手中，他们为所欲为，密谋篡权。司徒丁鸿见到这种情况，便上书和帝，建议趁窦氏兄弟权势尚不大时，早加制止，以防后患。

他在奏章里告知和帝，任何事情在开始萌芽时容易制止，等到其发展壮大后再去消除，则十分困难。应该防微杜渐，趁早剿灭祸害。

最终和帝采纳了他的意见，并任命他为太尉兼卫尉，进驻南北二宫，同时罢掉窦宪的官。窦宪兄弟深知罪责难逃，便都自杀了，从而避免了一场可能发生的宫廷政变。

后来，人们便用"防微杜渐"这个成语来比喻在坏事情、坏思想尚在萌芽阶段的时候就加以制止，不让它继续发展。

其实，"防微杜渐"与中医"治未病"的思想不谋而合。所谓"上工治未病"，中医认为疾病是一个由浅入深的发展过程，高明的大夫应该趁疾病轻浅的时候就开始治疗，若疾病到了非常严重的地步，处理起来就会变得非常棘手。如果等到生病了才去治疗，就如同渴了才去凿井，该打仗了才去制造兵器，已经为时已晚。

所以，对待身体健康我们应当重视预防，做到"早发现，早诊断，早治疗"，及时清除轻微的病患，以免逐渐恶化给机体带来更大的危害。

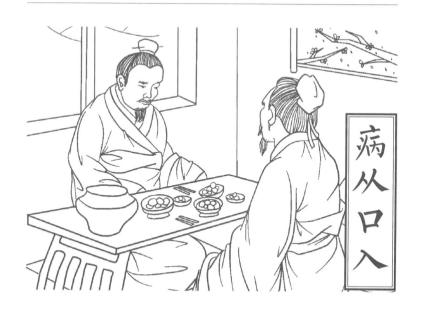

　　自小，父母就劝诫我们要注意"病从口入"，不要乱吃东西，以免吃坏了身体。

　　《黄帝内经》中说："饮食自倍，肠胃乃伤。"饮食不节制，就会造成脾胃伤害，而脾胃是人的后天之本，根基不牢，则地动山摇，所以中医自古认为大凡身体疾病的发生大都与"口"这个通道有很大关系。

　　生活中，饮食不节的行为对人体健康的损害很大，中医讲"食生气，气生血，血生精，精藏下焦，而为生身之本"，进食没有节律，饥饱无常，人体气血的供应也会不稳定，进而造成机体失衡。

此外，进食不洁或食用有毒食物，可伤及气血、脏腑，扰乱气机升降，引起吐泻、腹痛、痢疾，甚或昏迷等中毒表现。这些都是"病从口入"的具体表现。

当然，病从口入教我们吃饭要规律，要节制，不该吃的不吃。另外，除了要管住进食，对于生活中我们还要注意"祸从口出"，说话方式也要讲究一个度，该说的话说，不该说的话不说，避免给自己惹下祸端。

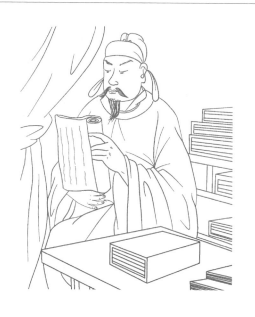

久病成医

　　历代中医名家，有不少是为了治好自己的病才研究医理，最终成为中医名家的，其实大夫本人就是患者。

　　比如唐代的王焘，他虽然出身官宦世家，但幼年体弱多病，年纪轻轻就饱尝病痛的滋味。长大后为了治好自己的病，也为了强身健体，他便在公务之余，发奋学习医学著作，慢慢地王焘对医学渐渐入门，自己给自己治起了病。

　　还有晋代时期的皇甫谧，40岁之前从未想过会从事医学，但中年时因服用丹药而身患风痹，肢体不遂，饱受病痛折磨，于是才开始钻研针灸医术，边学边给自己治病，后来竟然入了迷，学习古典著作手不释卷，最终写出了中医针灸学巨著《针灸甲乙经》。

《左传·定公十三年》上说："三折肱，知为良医。"意思是说多次折断手臂，最终懂得医治手臂的方法，自己也就成了良医。后人用"久病成医"，来比喻对某方面的事见识多了就能成为这方面的行家，而皇甫谧、王焘就是"久病成医"的鲜活事例。

天下之人，心苦者有之，身苦者有之，身心皆苦者有之。生于世间，总会有些挫折打击，病痛缠身。但总有一些自强不息的灵魂，把苦难的经历变成前行的动力，表现出生命的张力与顽强。所以处处留心皆学问，只要我们把每一刻所见所识当作学习的机会，就可以得到成长。

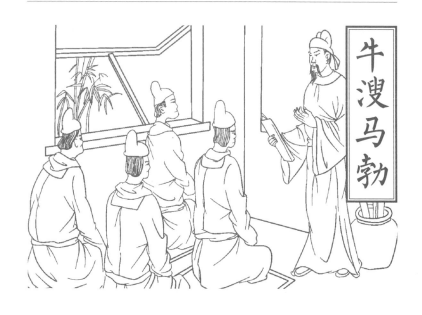

牛溲马勃

唐朝文学家韩愈在任国子监祭酒（古代官职）时，经常给太学生讲课，教育他们"业精于勤，荒于嬉；行成于思，毁于随"，同时要求他们注意社会实践，要兼收并蓄，牛溲马勃、败鼓之皮都有它们的用途，鼓励学生加强学习，灵活运用。

"牛溲马勃"这个成语出自韩愈的名篇《进学解》，比喻一些看似无用的东西，在高明人手中可以化腐朽为神奇。

牛溲，即牛遗，车前草的别名。马勃，又名牛屎菇，生于湿地及腐木的菌类。这两个东西对平常人来说，就是生长于荒野之间无用低贱的东西，毫无利用价值。但是，对中医来讲，它们是可以拿来入药的草药。

车前草性味甘淡，具有止泻、利尿、祛痰、镇咳、平喘等作用，生长在山野、路旁、花圃、河边等地；马勃气味辛平，可以用于局部止血，与薄荷、牛蒡子、板蓝根配合使用还能散肺经风热而利咽止痛。

所以，世界上并没有完全无用的事物，只有不会用的人。在睿智的人眼中世界上没有"废物"，只是自己尚没有掌握利用它的办法或技能。

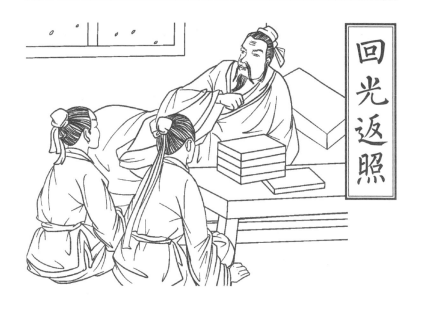

回光返照

当太阳快要落山，阳光就要消失殆尽之时，由于地面光线的反射，天空会短时间发亮，然后迅速遁入黑暗。人们将这种自然现象，称之为"回光返照"，就像一头猛兽面临死亡时最后发出的一声嘶吼，用尽自身全部的能量。

除此之外，"回光返照"还被中医常用来描述人体濒临死亡时所出现的一种奇特现象，就是人在将要死亡的时候，会出现一种暂时康复的假象。例如，昏迷多时的患者突然清醒，甚至与亲人进行简短的交谈；食欲丧失、不吃不喝的人会突然想吃东西。这种情况出现时，并不是他们真的康复了，而是如同落山的太阳一样，迸发出最后的光亮，在吐尽最后一口气后，他就会马上与亲人诀别。

人为什么会出现"回光返照"的现象？中医认为，人体由阴阳二气构成，阳气主管亢奋、活动、向上、温煦的一面。而人体将要死亡的时候，阳气就会从体内分离出来，中医将这种情况称之为"亡阳"，阳气一绝，人就必死无疑。当阳气分离到体表这个位置，将要与它的主人真正诀别的时候，它会最后一次发挥作用，就像是一场郑重的告别，之后患者就会亡阳而死，这就是所谓的"回光返照"。

"回光返照"本来是自然现象，经过中医的运用，又可以用来比喻旧事物灭亡前表面上的短暂繁荣。就像王朝更迭，当旧王朝将要倾塌之际，会对反抗势力进行疯狂地报复和镇压，我们称这是"回光返照"，但终究逃不过灭亡。

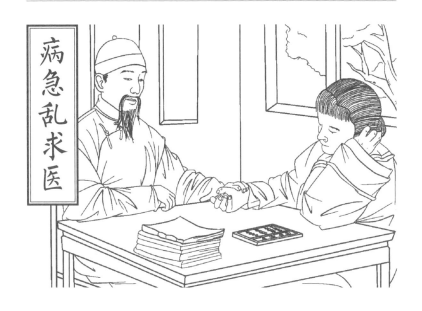

　　所谓"病急乱求医"，是指疾病到了严重的时候，到处乱请大夫，比喻事情到了紧急的时候，到处求人或者乱想办法。

　　经历过亲人身患重病无法医治情况的朋友，都会对"病急乱求医"深有感触。那时候心情绝望，往往会"饥不择食"地胡乱找大夫诊治，也不问病情的原委，不管偏方是否科学、合理，滥用一气。需知许多疾病表面症状似乎差不多，但实质上却截然不同。中医讲究辨证论治，而

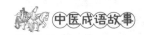

"病急乱求医"恰是中医所忌讳的。

生活中总是遇见这种情况，某人吃了某中药十分有效，相同症状的朋友就借鉴使用，但很多情况下不能见效，甚至起到相反效果。这是因为，虽然两人的症状相同，但疾病的证型却不同。

证是证候，是指疾病发展阶段中的病因、病位、病性、病机、病势及邪正斗争强弱等方面的病理概括。而病则是人体在一定条件下，由致病因素引起的一种以正邪相争为基本形式的病理过程。一个病可以有不同的证，相同的证亦可见于不同的病，所以有"同病异证""异病同证"的说法。如感冒病，虽然同样表现出头痛、发热、咳嗽的症状，但其证却有风寒和风热的区别。

治疗风寒感冒需辛温解表，宣肺散寒，可以用麻黄、桂枝、苦杏仁、生姜这些药物。治疗风热感冒需辛凉透表，清热解毒，要用薄荷、连翘、金银花、竹叶、淡豆豉这些药物。如果病急乱求医，用错了药，反而会让病情加重。

再者医者水平参差不齐，我们也不能保证人人都是名医。古来"庸医杀人"的例子比比皆是，所以为了对患者及其亲人们负责，我们更不能慌了心神，自乱阵脚，病急乱求医。做事情也是这样，遇见危机情况一定要慎重、镇静，做到临危不惧，这样才能真正想出解决问题的办法，不然反而会让事情更加恶化。

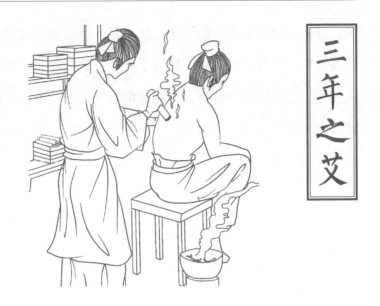

三年之艾

在《孟子》中有言："今之欲王者，犹七年之病，求三年之艾也。"其意思是七年的大病、重病，需要用储存三年的陈艾才能治愈。

"艾"，即是艾草、艾叶。自古以来，艾叶就已经被广泛使用了。它不仅可以食用，还可以此入药。谚语说，"清明插柳，端午插艾"，艾叶防治瘟疫的用法已经有几千年的历史了，每当端午节的时候，家家户户就会在门前插上艾草，悬于堂中，一来可以驱蚊，二来可以防止疾病。

艾草性味苦、辛、温，入脾、肝、肾。中医学上以艾入药，有理气血、暖子宫、祛寒湿的功能。将艾叶加工成"艾绒"，是灸法治病的重要药材。所以，在古代老百姓没有保健品，家家户户就会存储点艾叶，蕲春民间也有"家有三年艾，郎中不用来"之说。

所以，人们常备三年之艾，以备不时之需，后来人们便用"三年之艾"这个成语，比喻凡事需要提前做准备，不能事到临头再想办法，那样就来不及了。

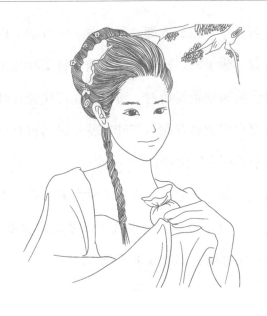

薰莸异器

　　诗人屈原在《离骚》中吟唱："纫秋兰以为佩。"佩，即为佩兰，又名薰草、香草。

　　"薰草"是湖南永州零陵的名贵特产，它身有异香，又有预防疾病的功效。古人以薰草制成香包佩戴在身上，不仅可以起到散发香味的作用，而且还可以驱蚊防虫，避免瘟疫。

　　所以，屈原才以薰草自喻高洁，表明自己不愿同流合污的高尚情操。

"莸"也是一味中草药，为马鞭草科植物单花莸的全草，分布于江苏、安徽、浙江、福建等地。

莸草入药虽然具有清暑解表，利湿解毒之功效，但是它却有一股臭味，并不讨人喜欢，常被人称之为"臭草"。

试想一下，如果我们把薰草和莸草放在同一个器皿中，香气和臭气混合在一起那会是什么情况，肯定心中感叹"一粒老鼠屎坏了一锅粥"。所以，人们便用"薰莸异器"这个成语比喻好人和坏人不能共处，两者有本质的区别。

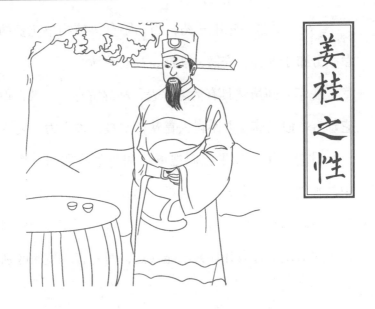

姜桂之性

我们有句古话，叫"姜还是老的辣"。比喻工作、生活中，能够很快解决问题的还是那些年纪大的人，也指有经验、办事老练的人，不好对付。

"老姜"是指生长时间长的姜种，俗称姜母，皮厚肉坚，辛辣味浓。包含姜的成语还有一个叫"姜桂之性"，比喻年纪越大，性格越耿直。

姜是指生姜，桂是指肉桂。为什么要用这两个东西比喻耿直呢，这主要和它们的药性有关。

肉桂，为樟科植物肉桂的干燥树皮，入药能补元阳，暖脾胃，除积冷，通血脉，性大热，味辛，而且是越久味道越辛辣，温阳散寒药性也越强。

生姜是厨房中不可或缺的调味品，而且还经常被用作发汗解表，温中止呕的药物。其所特有的"姜辣素"，能使血管扩张，血液循环加快，促使身上的毛孔张开，这样不但能把多余的热带走，同时还把体内的病菌、寒气一同带出。所以，淋雨受凉的时候，父母总会熬一碗姜汤驱寒。

肉桂和生姜一样，因为性温，所以常用来治疗风寒证，就像是有一身正气，性格耿直的包青天，眼睛里容不得一点邪风歪气，所以古人才用"姜桂之性"来比喻和它们一样性格耿直的人。

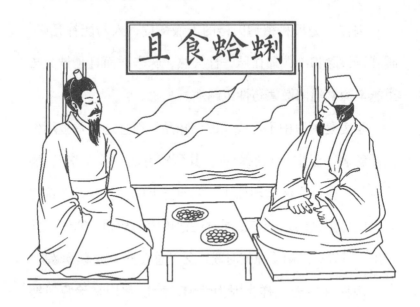

且食蛤蜊

"且食蛤蜊"指姑且置之不问，形容对某事或某人不予关注。

且食蛤蜊，从字面意思上理解就是：暂且吃蛤蜊吧。为什么吃蛤蜊和不予搭理的敷衍态度能联系在一起呢？这要从发生在南朝的一则典故说起。

南朝齐国的王融，出身于名门望族，祖上都是高官，母亲又是临川太守的女儿，因为自小受过良好的教育，所以性情敦厚机敏，并博览经史，很有才气。他写出的文章，不仅文采飞扬，而且含义深刻，备受人们的赞誉。

他的叔父王俭就时常当着他的面向别人夸赞说："王融这小子真不赖，估计再历练几年，名声和地位一定会超越他的祖父！"

王融就这样从小在别人的赞美之辞中生活，渐渐地滋生了他骄傲自满的情绪，开始飘飘然了。他认为自己有经天纬地的才能，应该很快就能升任高官，最起码三十岁之内做到公卿的位置是不成问题的，并觉得自己是天下的名人，无人不知。

后来有一次，他担任司徒法曹官职的时候，去拜谒堂叔王僧佑，在堂叔家遇见了名士沈昭略。

中午的时候，王僧佑设宴款待两人，但是这两个人互相都不认识。席间，王融高谈阔论，以显示自己的学识渊博，有意地在沈昭略面前吹嘘自己，沈昭略看了他好几次，心中不满，心想这哪里冒出来的狂妄后生。于是就问王僧佑说："老王呀，这位侃侃而谈的少年是谁啊？"

咦，沈昭略此言一出，王融就十分地不高兴，觉得对方折了自己的面子，没等自己堂叔答复就对沈昭略说：

"你这个人还号称名士呢，简直太孤陋寡闻了，我像天上的太阳一样，从扶桑升起，到汤谷落下，绚丽的光辉照耀着天下万物，给人们以恩泽，你竟然连太阳都不知道。"

沈昭略一听觉得这少年太狂妄自大，觉得没必要和他太多言语，于是摇摇头装作迷惑的样子，不接他的话说："来来来，咱们还是接着吃蛤蜊吧。"

后来，"且食蛤蜊"这一成语就用来比喻不予关注的心态。

"且食蛤蜊"这则典故用来讽刺那些狂妄自大的人，而且还可以看出，蛤蜊这一海鲜美味，自古就受到的人们的欢迎。

蛤蜊是一种海鲜，其肉质鲜美无比，被称为"天下第一鲜"，江苏民间还有"吃了蛤蜊肉，百味都失灵"之说。爆炒蛤蜊更是夏季大排档上客人桌上的常菜，其实大家有所不知，蛤蜊既可以做美味佳肴，还能入药，是中医常用的一味药材。

《本草经疏》中记载："蛤蜊其性滋润而助津液，故能润五脏、止消渴，开胃也。咸能入血软坚，故主妇人血块及老癖为寒热也。"

蛤蜊味咸寒，具有滋阴润燥、利尿消肿、软坚散结作用。现代医学认为，蛤蜊肉炖熟食用，一日三次可治糖尿病。蛤蜊肉和韭菜经常食用，可治疗阴虚所致的口渴、干咳、心烦、手足心热等症。常食蛤蜊对甲状腺肿大、黄疸、小便不畅、腹胀等症也有疗效。

不过，蛤蜊性寒，脾胃虚寒，腹泻便溏者忌食，女子月经来潮期间及妇人产后也不宜食用。蛤蜊也不宜与啤酒同食，否则容易诱发痛风。

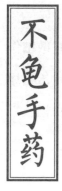

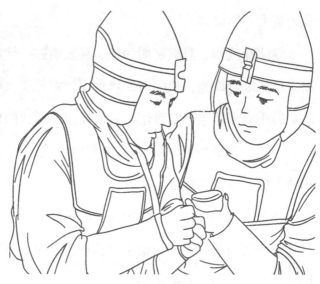

　　在古代，因为没有护肤品，所以每到冬天，人们手上的皮肤就会龟裂。不过，宋国有一个以漂洗衣物为生的人，他却研制出能够防止皮肤龟裂的药物。有了这个药物，他的家人在冬天漂洗衣物，就再也不用担心手被冻得龟裂了。

　　不久，有个外地人听说了这个治疗手龟裂的药，就找到了这个人，并告诉他说自己愿意用一百两银子买这个药物的秘方。那宋人听了就把家人召集在一起商量，最后大家一致认为，他们世世代代都以洗衣为生，可是一年所得也就不过几两银子而已，如今竟然有人愿意花一百两银子买一个药方，看来真是天上掉馅饼了，于是就欢欢喜喜地答应了这个外地人的请求。

花一百两银子买一个只是不让人手龟裂的药方，你说这人是不是傻？

这人当然不傻，此人获得药方后就快马加鞭，一路跑到了吴王那里，自荐为官。很快，在一次与越国军队的战役中，他率军队还击。因为时逢冬天，又是水战，双方士兵双手都冻得皮肤龟裂，无法握紧兵器。而这个人就拿出了那个能让人不龟裂的药方，吴国士兵的手不会龟裂，于是大败越军，吴王分给他土地，还封他为诸侯。

同样是能够防止手龟裂的药物，有人能够凭它来加官晋爵、裂土封侯，有人守着它，却不知道用它来改变自己漂洗衣物为生的艰难生活，这就是运用的不同了。

后来，人们便用"不龟手药"比喻微才薄技，是自谦的说法，虽然有些方法是雕虫小技，但往往能起到意想不到的效果。

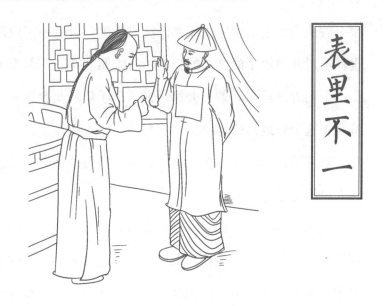

表里不一

　　纪晓岚在他的《阅微草堂笔记》中记载了这样一个故事：一天，林公的一位朋友前来拜访他，并准备了一些礼物要赠予他。但林公就说自己平常是一个非常节俭廉洁的人，口头上拒绝了收受礼物。结果，那位朋友就当真了，果真拜访他的时候什么礼物也没有带。等到朋友走后，这林公就叹息一声，说这位朋友怎么这样不通世故，自己就是稍微客气客气，他就当真了。

　　这位名叫林公的，表面上装作一副清廉的品行，但内心真实的想法却不是这样，后人不齿他的行为，就说他"表里不一"，非真君子也！

表，即是表面；里，即是内在。"表里不一"意思为表面与内在不一样。

"表里"是中医辨别病位内外深浅的一对纲领，是一个相对的病邪位置的概念。如体表与脏腑相对而言，体表为表，脏腑为里；脏与腑相对而言，腑属表，脏属里；经络与脏腑相对而言，经络属表，脏腑属里；经络中三阳经与三阴经相对而言，三阳经属表，三阴经属里；皮肤与筋骨相对而言，皮肤为表，筋骨为里等。

表里之间是相互联系的，所以在表现上应该一致。比如互为表里的脏腑之间，因为肝胆互为表里，所以肝病必然影响到胆；因为心与小肠互为表里，所以心火必然下移到小肠；因为脾胃互为表里，所以是一荣俱荣，一损俱损。

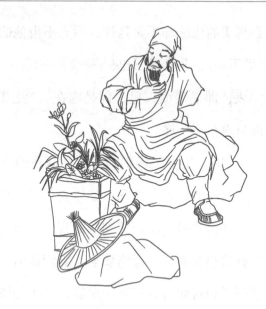

三折肱为良医

春秋末年，曾经的一霸晋国日渐衰微，君主丧失了主权，国家被范、中行、智、韩、魏、赵等六位大臣所掌握，他们各自有兵有田，完全不把朝廷放在眼里，各自为战，还互相攻打抢占地盘，所以六家矛盾很深。晋国已经名存实亡，君主也只是名义上的君主。

有一年，范、中行、智、韩、魏五家联合把赵家打败了。这范、中行、智、韩、魏五家打完胜仗，还没来得及瓜分胜利果实，内部便再次分化，智、韩、魏三家又借着晋君的名义去攻打范和中行，但这一次没有成功。回过头来，范、中行自然是要报仇雪恨，他们两家一商量：你晋国国君不是帮着智、韩、魏三家打我吗，看我们这次就先把你灭了，再去收拾智、韩、魏这三家。

这时，齐国有个叫高强的谋士就对范氏、中行氏说劝谏说："三折肱知为良医，唯伐君为不克，民弗与也。我以伐君在此矣。三家未睦，可尽克也。克之，君将谁与？若先伐君，是使睦也。"

这句话翻译过来就是：我听说，经常折断胳膊的人会成为良医（这是句客套话，话外音是你们经常和智、韩、魏打仗，所以军事能力是肯定不弱的，我对你们攻打智、韩、魏三家有必胜的把握），但是（重点一般都在但是之后），我认为，攻打国君这条路是万万行不通的。因为君主尚得民心，如果你们攻打君主，就是与天下人为敌。智、韩、魏联军原本是乌合之众，我们原本可以各个击破。但是你们攻打君主，就会促使他们同仇敌忾，这样我们就很难有取胜的把握了。

高强说得很有道理，但是范氏和中行氏不听高强的建议，还是坚持去打晋君，结果全晋国人都联合起来帮助晋君，中行氏和范氏大败，反被消灭了。从此，晋国只留下智氏、魏氏、韩氏和赵氏四家分权了。

在历史的长河中，中行氏和范氏没有留存下来，但是却留下了"三折肱为良医"的成语。几次断臂，就能懂得医治断臂的方法，比喻经过多次挫折的人，有丰富的经验，因而造诣精深。

第五章

成语中的
中医中药

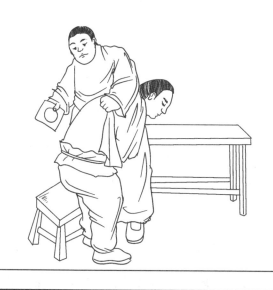

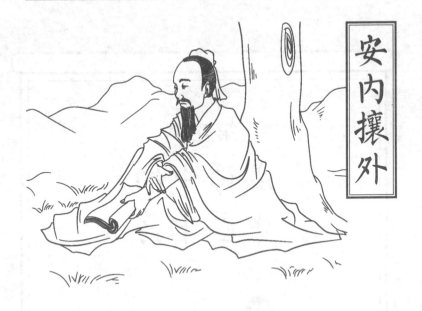

安内攘外

　　"九一八事变"后，日本大举入侵我国。但当时国民政府的总统蒋介石，没有举起联合抗日的大旗，反而提出了"攘外必先安内"的国策，把军力、财力、物力全部花在了对付自己人身上，导致日本在短短几年时间就侵吞了祖国的大半河山。

　　从历史的角度看，"攘外必先安内"的国策是错误的，也因为蒋介石的缘故，致使"安内攘外"这个成语也带了几分贬义色彩。

其实，"攘外必先安内"并不是蒋介石发明的，而是与中医的一味药材有关。

东汉名医张仲景在《伤寒论·太阳病上》曾说："甘草甘平，有安内攘外之能。"

甘草味甘甜，性平和，入心、脾、肺、胃四经，中医大夫常将甘草比喻为"和事佬"。方剂中多种药材混合在一起，难免不同药物之间会有冲突反应，而甘草就可以起到调解员的作用，使大家同心协力地抵御病邪，这是它的"安内"之功。此外，甘草自身也能够散表寒、补中益气，抵御外邪，这是它的"攘外"之能。

所以，名医张仲景才用"安内攘外"来称赞甘草这味药。

后来人们又把"安内攘外"的道理引申到治国理政上。北宋初年，面对国内未平和辽国威胁，宰相赵普在给宋太宗的折子中就说："中国既安，群夷自服。是故夫欲攘外者，必先安内。"因为只有内部安定，才能举国同心抵御外敌。

安内的目的是为了凝聚民心，而蒋介石在民族危亡之际选择安内则违背了民心，所以到最后并没有起到攘外的目的。

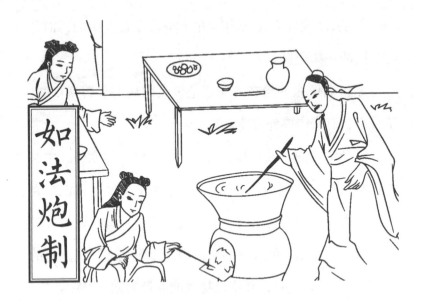

有一个成语叫"如法炮制"，意思是仿照成法，炮制药物，用来比喻照现成的方法办事的现象。

"炮制"是中医里的专有名词，就是对药物的进一步加工。就像我们把小麦磨成面粉，而这磨面过程中的加工工艺就属于炮制范畴。

《神农本草经》上说："药有毒无毒，阴干暴干，采造时月、生熟、土地所出真伪陈新，并各有法。若有毒宜制，可用相畏相杀，不尔合用也。"

药物在采集、运输过程中难免混有沙土、杂质，或发生霉烂变质等现象，这对医疗质量肯定会造成一定影响，必须通过炮制加以清洗、精选，以达到入药的标准。

某些药物虽有较好的疗效，但也存在着一定的毒性或副作用，通过炮制则可降低或消除其毒性和副作用，使服用后既达到应有的疗效，又不致产生不良的反应。比如，草乌生用有毒，经用豆腐炮制后，毒性显著降低而又保持其固有的疗效；柏子仁具宁心安神、滑肠通便作用，如果要用于治疗失眠而又需避免患者产生滑肠，则可将柏子仁去油制霜，可以消除其致泻的副作用。

"如法炮制"，关键就在"法"上，法就是办法、方法，在科学方法的指导下，我们就可以对事物起到有效的作用，如果这个方法是错误的则不值得我们去效仿。

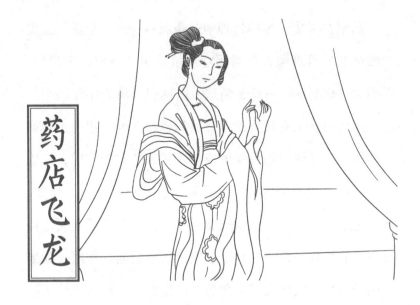

药店飞龙

南朝乐府《读曲歌》中一句诗叫："自从别郎后，卧宿头不举，飞龙落药店，骨出只为汝。"

描写一个独守闺房的女子，因为终日思念夫君而为伊消得人憔悴，身子瘦得就像是落入药店的飞龙，只剩一副骨架。

"药店飞龙"用来比喻人瘦骨嶙峋，异常瘦弱。词中龙骨，并不是真的龙的骨架，而是中医里的一味药材。

张锡纯在《医学衷中参西录》中说："龙骨，质最黏涩，具有翕收之力，故能收敛元气，镇安精神，固涩滑脱。"中医认为龙骨味甘涩，性平。认为入药有镇惊安神、敛汗固精、止血涩肠、生肌敛疮的作用。

别看龙骨这味中药以"龙"字命名，其实跟龙没有半点关系，它就是古代哺乳动物如象、犀牛、三趾马等动物骨骼的化石。

五脏六腑

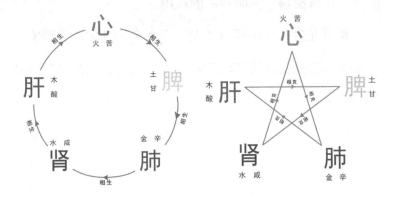

　　中医按照人体内脏功能的不同，将脏器分为脏和腑两大类。五脏即心、肝、脾、肺、肾五个脏器。六腑即胆、胃、大肠、小肠、膀胱、三焦。

　　五脏主要指胸腹腔中内部组织充实的一些器官，它们的共同功能是贮藏精气；六腑多是指胸腹腔内一些中空有腔的器官，它们具有消化食物、吸收营养、排泄糟粕等功能。

　　五脏六腑的功能各不相同，聪明的古代医家把五脏六腑比喻成社会中负责各项事宜的官员，以帮助人们轻松地理解脏腑的功能。

肝为"将军之官"，将军的性格需要有冲劲，而肝主疏泄，主升发，象征着一股阳气向上冲破阴气的束缚，这就是肝的性格。在生理功能上，它可以储藏血液，调畅全身的气机，推动血液和津液的运行，就像是一个统帅。而且肝气盛的人，脾气就大，就是因为肝阳刚的性格所致。

胆为"中正之官"，所谓"中正之官"，即决断者、裁判官。中医理论认为，肝善谋虑，胆善决断。肝气虽强，非胆不断。当人犹豫不决时，需要靠胆来拍板做决定。胆功能良好时，人做事果断干脆；胆功能不好时，就会表现为胆小、没主见。

心为"君主之官"，心像君主一样主宰着人体的血脉运行，四肢百骸的营养都依赖心脏所泵出的血液供应。另外，心还统摄着人的精神、意识和思维活动，它的功能状态决定了一个人整体的精神面貌。

小肠为"受盛之官"，"受盛"是接受和容纳的意思，意指小肠是接受营养的器官，它能够帮助食物进一步消化

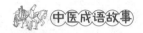

和吸收。

脾为"谏议之官"，就是向君主反映问题的言官。脾在身体的中央，负责机体的运化，布散精气。人体哪里出现问题，脾就会把信息传递出去。就像唐朝的魏征一样，及时指出君主的错误。

胃为"仓廪之官"。"仓廪"是储藏粮食的地方，胃的官职就类似于粮仓的管理员。胃负责接受和容纳食物，并经初步消化，转化成食糜，再下传于小肠，最终将形成的精微物质经脾的运化而营养全身。

肺为"相傅之官"，也就是辅佐君主的宰相。肺主呼吸，它的特点是节律性很强，能够把心脏泵出的能量有节律地布散到全身，这种性格就像辅佐刘邦开创大汉王朝的丞相萧何一样，因此把肺称作"相傅之官"。

大肠为"传导之官"。"传导"有接上传下的意思，指大肠能够接受身体上部传来的食物糟粕，并向下转化为粪便排出体外。

肾为"作强之官"，是说肾内部储藏的精气能够发挥强大的作用，就像一个大力士。肾脏表面上看起来静止不动，但里面蕴藏着生机，肾精充盛则筋骨强健，精力充沛。

膀胱为"州都之官"，膀胱是人体内水液所归的地方，水液逐渐汇集起来就像一个大都市，因此说膀胱是"州都之官"。

三焦为"决渎之官"，三焦能运行水液，是人体水液升降出入的通道，所以将三焦称为"决渎之官"。"决渎"是疏通水道的意思，"决渎之官"便是负责水利工程的官员了。

所以，五脏六腑几乎概括了机体的全部功能，是中医对人体内脏的统称。如果说了解了某件事情或事物的五脏六腑，意思就是了解了它的全部情况。

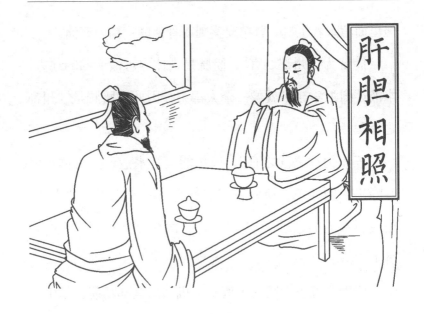

肝胆相照

楚汉相争后期，楚霸王项羽和汉王刘邦势均力敌，双方战斗进入相持阶段，一时间难分胜负。这个时候，刘邦的部下中，韩信势力非常强大，在楚汉相争的过程中，具有举足轻重的作用。

有一个叫蒯通的人，他足智多谋，很善于分析形势，为人出谋划策。蒯通为了说服韩信建立第三个势力，化装成看相的算命先生去游说韩信，他说："小人不才，对于占卜之事略知一二。给人看相，我一看他的骨相，就知道他的贵贱；二看他的脸色，就知道他的喜忧；三看他的性格是否果断，就知道他能否成就大业。用这三方面来推断一个人的前途几乎可以说万无一失。"

韩信听了，说："好啊！那你给我看看，怎么样？"

蒯通说："您的面部，做官再高也不过封侯，而且很危险。看您的背部，富贵自不用说。"

蒯通见韩信已经动了心，便替分析韩信当下的处境，他说："如今楚汉相争，两方相持不下。现在，他们两者的胜败，便取决于您。您帮助项羽，项羽就胜；您帮助刘邦，刘邦就胜。我愿意剖开自己的心腹，拿出自己的肝胆，为您出主意，只是怕您不肯采用。"

蒯通给韩信建议是依靠自己的势力建立第三种力量，和他们三足鼎立，避免之后寄人篱下遭遇杀身之祸。但是韩信并没有采纳蒯通的建议，他帮刘邦取胜之后没多久就被杀死了。

在这个故事中，蒯通在劝说韩信时曾用到了一个成语叫"肝胆相照"，比喻相互无间，赤诚相待，说的全是真心话。文学上肝胆相互照应，其实中医中，肝和胆也确实

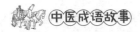

是"荣辱与共"。

有这样一个经验：从动物体内取出肝胆，悬挂高处，可以在室温下储存多日。但是，一旦胆囊破裂，流出了胆汁，肝脏很快随之腐败，由此可见，肝胆就是一对命运休戚相关，同生共死的兄弟。中医理论也认为，肝与胆互为表里关系，生理关系非常密切。胆汁之所以能正常发挥作用，要依靠肝的疏泄功能。反之，胆汁排泄不畅也会影响到肝。所以，一个人如果用"肝胆相照"来表明你们之间的关系，则说明他是真心诚意地待你。

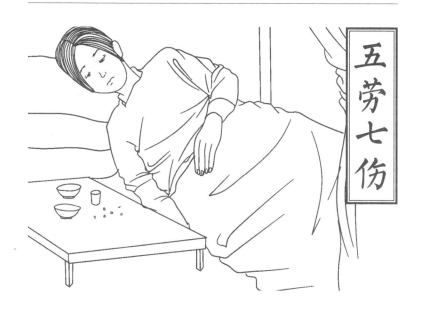

五劳七伤

我们经常用"五劳七伤"来形容人身体虚弱多病。其实，"五劳七伤"包含着丰富的内容，对指导我们健康养生具有非常重要的借鉴意义。

五劳七伤在中医中泛指各种疾病和致病因素。《黄帝内经》上说："久视伤血，久卧伤气，久坐伤肉，久立伤骨，久行伤筋。"这便是"五劳"的具体所指。

肝藏血，而肝又开窍于目，人的视力有赖于肝气疏泄和肝血滋养，如果用眼过度，就容易损耗肝血，正如中医说的"久视伤血"。"久卧伤气"是指人如果长期躺卧而不运动，体内的气血就运行不起来。"久坐伤肉"，其实伤的是脾，不爱运动的人容易发胖，而胖人多湿，脾喜燥恶湿，所以久坐而不活动的人通常脾胃会不太好。"久立伤骨"，其实伤的是肾，因为肾主骨。我们都有这样的经历，站时间久了腰会累，因为"腰为肾之府"，这说明此时已经损伤到肾脏了。肝主筋，"久行伤筋"，其实伤的是肝，过分劳累，特别是加班、熬夜的人，肝脏最易出问题。

一张一弛，文武之道。视、卧、坐、立、行是人们日常中最普通的活动形式，这些活动形式对健康的影响也很重要，所以生活中不论是劳身还是劳心都要有节制，不可过度，要注意劳逸结合。唐代医学家孙思邈说："不欲其劳，不欲其逸。"说的也正是这个道理。

所谓"七伤"，指的是太饱伤脾，大怒气逆伤肝，房劳过度伤肾，过食冷饮伤肺，忧愁思虑伤心，风雨寒暑伤形，恐惧不节伤志。

长辈们常教导说吃饭要吃七分饱，这其中就是因为"太饱伤脾"，如果吃得太饱，会增加脾的运化负担，损伤脾胃；

人在大怒的时候就会胸胁疼痛，这其实是肝脏的位置，肝主疏泄气机，而怒则气上，会打乱肝脏正常的气机运动；房劳过度就是说房事过多会损伤肾精；过食冷饮伤肺，肺为娇脏，而又位列所有脏器的最顶端，所以最耐受不住寒凉之物，所以吃凉东西不但会闹肚子，还会容易感冒；忧愁思虑伤心是指过分忧愁思虑的话就会伤心神；风雨寒暑伤形是指自然界的外邪容易侵犯的身体，气温骤变的时候最容易出现疾病，就是这个原因；恐惧不节伤志，志其实指的是心理健康，受惊过度的人往往心理容易出现疾病。

其实，不论五劳还是七伤，其本质上都是在说一个"度"的问题，凡事过犹则不及，以自然之道养自然之身，凡事适度而行，这就是"五劳七伤"带给我们的启示。传说苏东坡给自己的饮食立下一条规矩：每顿酒量不过一盏，肉不过一碟。即使是款待贵宾，肉菜也不超过三种。如果赴宴，他也先把饮食规矩言明在前。有人问苏东坡何必对自己的饮食限制这般苛刻，苏东坡回答说："守分以养福，宽胃以养气，省费以养财。"如能长期坚持苏东坡的养生之道，又何惧"五劳七伤"呢？

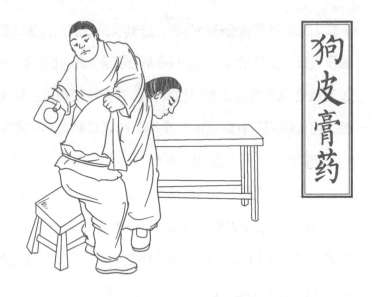

狗皮膏药

　　旧时行走江湖的游医郎中，医术参差不齐，不乏有一些医德败坏的人制作假药骗人，人们就称他们为"卖狗皮膏药的"，后来狗皮膏药就慢慢演变成了一个成语，比喻骗人的勾当。

　　现如今狗皮膏药这个词被蒙上了一层贬义色彩，其实起初狗皮膏药是一种经济实惠、方便有效的药物，深受老百姓喜欢，而且它的出现还和一个传说有关。

　　传说彰德府（今河南安阳）有一个做膏药的王掌柜，

乐善好施，不管贫富，只要有人生了疮，王掌柜就给人治，名声不错。一天，王掌柜带了一些膏药去赶庙会，半路碰上了一个瘸腿乞丐，浑身破烂，直冒臭气。乞丐见了王掌柜，伸开瘸腿，腿上长了个小疔疮，请王掌柜给治治。王掌柜一看，取出一贴膏药贴在小疮上，说道："明天准好。"

第二天，王掌柜又碰上了瘸腿乞丐，忙问："好了吗？"

乞丐回答不但没好，反而疼得更厉害了。王掌柜揭开膏药一看，果然疮更大了，就交代乞丐第二天去家里找他，给他换一副药力更好的。

第二天一大早王掌柜要出门，就见那个瘸腿乞丐在门边等着。没等王掌柜开口，瘸子就大骂："你真坑人！彰德府的膏药净是假货！"

王掌柜揭开一看，不得了，腿疮变成碗口大了。王掌柜挺过意不去，说："我再给你配帖好膏药。"

说着王掌柜扶起乞丐走进家去，刚一进院，一条大黄狗扑了过来，咬住了乞丐的腿，王掌柜一看急抄起乞丐手中的木棍，一棍将狗打死。乞丐笑了："今天有狗肉吃了。"

王掌柜跑到后院，找出几味名贵药材，给乞丐配好了一贴膏药。过来一看，乞丐正吃着烤狗肉，旁边摊着几块狗皮。乞丐接过配好的药，往腿上一按，又拿起一块狗皮，也捂到了上面。不一会儿的工夫，乞丐把狗皮膏一揭，碗口大脓疮便不见了，真是神奇。

王掌柜接过狗皮膏，感慨万分，心想原来这个狗皮入药竟然效果这么好。再抬头一看，那乞丐变成了神仙铁拐李的模样，原来是上天知道他乐善好施，派铁拐李下凡传授仙方。

狗皮膏药是外用药的一种，由于它的安全性和无毒副作用，深受老百姓喜欢。明代名医姚本仁，设医馆"宗黄堂"配制姚家膏药，将黑膏药涂在狗皮上制成黑膏药为当地百姓治病。因他不图赚钱，赊药济贫，随即享誉四方，狗皮膏药成为老百姓心中的热销产品。

也正是因为它太受欢迎了，所以许多江湖骗子开始造假。当初也没有什么药监局、工商局查这些假冒伪劣产品，渐渐地狗皮膏药就被这些骗子们把名声给搞砸了。

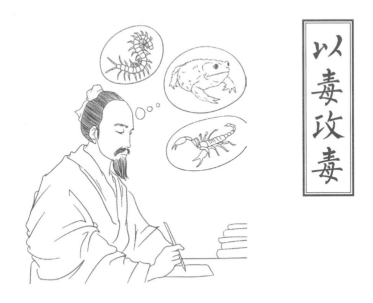

以毒攻毒

在我国传统医学中，素有"以毒攻毒"的经验治则，喜用蝎子、蜈蚣、蟾蜍等毒物治疗一些疑难重症。唐代典籍中就有运用以毒攻毒方法的实例，如柳宗元在《捕蛇者说》一文中就记有"腊之以为饵，可以已大风、挛踠、瘘疠，去死肌，杀三虫"的事，就是对永州毒蛇具有治疗多种疾病功能的记载。

"以毒攻毒"是中医治疗术语，它不仅在中医药界影响深远，而且在其他领域也广为流传，被当作成语，比喻在实际生活中利用某一种有坏处的事物来抵制另一种有坏处的事物。

我们所理解的"毒"，一般指对人体具有伤害作用的物质，这其实有些片面。中医学中"毒"字的含义其实是药物的偏性。

明代张介宾说："凡能除病者，皆可称为毒药。"中医正是利用药物本身各种各样的偏性来治病的，药物的偏性包括四性、五味、升降浮沉、补泻、归经、有毒无毒等。例如，用寒凉药物清热泻火，就是运用药物的寒凉之"毒"来治疗热病。人参、黄芪甘温益气，可以纠正肺脾气虚等症状，也是利用其甘温益气之"毒"起到治疗作用。

中医治病用药所用的就是药物的这些"毒性"，药没有"毒性"反而还治不了病呢。

中医学中有句话讲："人参杀人无过，大黄救人无功。"我们看待事物往往会先入为主，以为人参是补品，就一定是好的；认为大黄峻猛，易伤正气，就是坏的。殊不知，人参的滋补和大黄的泄下，都是它们的偏性，也是"毒性"。"毒性"只要用对了地方，就可以毒攻毒，达到治病的目的。

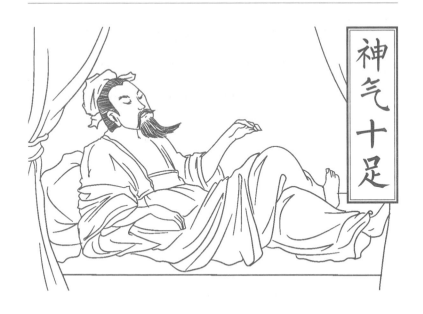

神气十足

神气十足，这个成语形容摆出一副自以为高人一等而了不起的样子。

"神气"，在中医学范畴指的是精气神，具体反映的是一个人的整体精神状态。古人云："天有日月星，人有精气神"。中医认为，"精气神"是人之三宝，是一个人身强体健的主要标志。

《黄帝内经》中讲："人始生，先成精。"精是人体生命的本原。"精"的来源有两个，一个是先天的遗传物质，是从父母那里遗传下来的，起到了"生命之根"的作用；另一个是食物化生的营养物质，属于"后天之精"。一个人的出生需要"先天之精"，后期生长发育则需要"后天之精"，两者缺一不可。

所谓"气"，是维持人的生命活力的物质，又是人体各脏腑器官活动的能力。气主要是推动血液运行，促进身体内物质和能量的转化，还可以护卫肌表，防止外邪入侵。

而"神"是人体生命三宝中最为重要的，是生命活力的综合体现。"气"起源于"精"，"精"又产之于"气"，只有精气充分，才能体现出"神"。后来，人们将"精气神"引申为一种精力、一种气势、一种气质。

所以，当一个人精满气足的时候，其外在表现就会神采奕奕，威武霸气，相较于那些神气不充足的人就会觉得此人自以为是，趾高气扬。

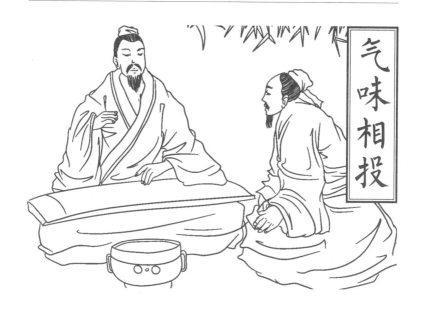

气味相投

"气味相投"比喻彼此在性格和志趣方面作风相同，很合得来。

为什么古人要将人的性格和志趣用"气味"来表述呢？难不成是指每个人身上所散发的味道一样？显然不是。

气和味，原本是指中药的药性。自古以来，各种中药书籍都在每论述一种药物时首先标明其性味，这对于认识各种药物的共性和个性，以及临床用药都有实际意义。药性是根据实际疗效反复验证然后归纳出来的，是从性质上对药物多种治疗作用的高度概括。

总结起来，药物的药性可以概括为"四气五味"。"四气"，是指药物寒、热、温、凉四种药性。一般来说，寒性和凉性的药物能够减轻或消除热证，如黄芩、板蓝根对于发热口渴、咽痛等热证有清热解毒的作用；而热性和温性的药物能够减轻或消除寒证，如附子、干姜对于腹中冷痛、脉沉无力等寒证有温中散寒的作用。

"五味"，就是辛、甘、酸、苦、咸五种味。中药不同的味有不同的作用，味相同的药物，其作用也有相近或共同之处。

辛味有发散、行气、行血作用。一般治疗表证的药物，如麻黄、薄荷，或治疗气血阻滞的药物，如木香、红花等，都有辛味。

甘味有补益、和中、缓急等作用。一般用于治疗虚证的滋补强壮药，如党参、熟地黄；缓解疼痛、调和药性的药物，如饴糖、甘草等，皆有甘味。

酸味有收敛、固涩作用。一般具有酸味的药物多用于治疗虚汗、泄泻等证，如山茱萸、五味子涩精敛汗，五倍子涩肠止泻。

苦味有泄和燥的作用。如大黄可以通便泻火，栀子适用于热盛心烦等证。至于燥，则用于湿证。湿证有寒湿、湿热的不同，温性的苦味药如苍术，适用于前者；寒性的苦味药如黄连，适用于后者。

咸味有软坚散结、泻下作用。多用以治疗瘰疬、痰核、痞块及热结便秘等证，如瓦楞子软坚散结，芒硝泻下通便等。

每一种药物都具有相应的气和味，如果不同的药物在气味上一致或是接近，那么它们的药性就一样，对疾病所起的效果也差不多。这是中药里边的"气味相投"，引申到生活中，如果两个人的"气味"一样，那他们就属于同一类人。

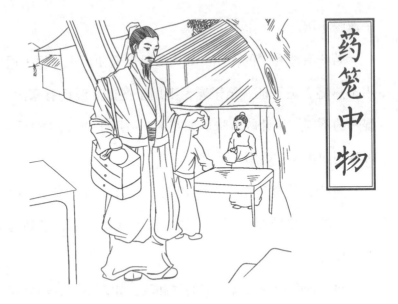

药笼中物

　　现代的大夫都是坐在医院或者是药店里等着患者前来就诊，但古代的大夫就不同了。

　　古代大夫们有一个称呼叫"游医郎中"，为什么叫"游医"呢？这是因为在古代，大夫们没有专门用来行医的职业场所，他们多是浪迹江湖，以四海为家，游街串巷为老百姓看病。因为漂泊不定，所以他们从内心深处就视病家为自己的衣食父母，故而由衷地尊重、关爱病家，以及视有效地解除患者的病痛作为自己义不容辞、责无旁贷的天职。像扁鹊、华佗、孙思邈等著名的中医大家，都是游医出身。

当然，出门在外自然少不了身上的行头。游医走街串巷，济世救人时有三种装备是必备的：葫芦、虎撑、药箱。

葫芦是郎中行医的名片，寓意着悬壶济世，同时也表示其医术高超。虎撑又称串铃，走到哪里就摇动串铃，表明自己的身份，而且游医们摇动虎撑时有一定的规矩：如果放在胸前摇动，表示是一般的郎中；与肩齐平摇动，表示医术较高；举过头顶摇动，象征医术非常高明。但不管是什么医术的大夫，在经过药店门口时都不能摇动虎撑，因为药店里都供有孙思邈的牌位，倘若摇动，便有欺师藐祖之嫌，药店的人可以上前没收游医的虎撑和药篮，同时大夫还必须向孙思邈的牌位进香赔礼。

药箱是每个游医的必备装备，就像现在咱们外出要携带行李箱一样。大夫们也要必须备一个药箱，里边会放笔墨纸书，以及常备的药物，以方便抓药。

因为空间有限，所以药箱里装的都是在大夫眼中非常有价值的东西，以备不时之需。于是，人们便用"药笼中物"，也就是药箱里的药材，比喻备用的人才。

牛黄狗宝

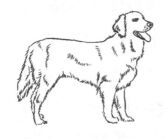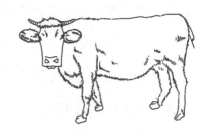

　　"牛黄"是牛胆囊中的结石，"狗宝"是狗脏器中的凝结物。因为两者都是内脏病变的产物，所以人们用"牛黄狗宝"来比喻坏透了的心肠，肚子里没有藏什么好玩意儿。

　　不过，虽然"牛黄"和"狗宝"在人们眼里是低贱的东西，但对中医来说却是宝贝疙瘩。

　　《本草纲目》上说："牛之黄，牛之病也。……其病在心及肝胆之间，凝结成黄。"牛黄在是非常昂贵的中药材，中医学认为牛黄气清香，味微苦而后甜，性凉，可用于解热、解毒、定惊。内服可治高热神志昏迷、癫狂、小儿惊风、抽搐等症，外用治咽喉肿痛、口疮痈肿、尿毒症。

牛黄自古被视为"药中之贵"。据南北朝《本草经集注》记载："牛黄一子及三二分，好者值五六千至一万也。"我们现在的药用牛黄基本上都是人工合成的，因为天然的牛黄在国际上的价格要比黄金还要贵。以前，专门有从事"赌牛"的人群，他们以高于普通的价格购买牛，期望能从腹中剖出牛黄，就如同社会上流行的"赌石"一样。

"狗宝"和"牛黄"一样，也是动物身上生出的结石，多半是圆球形，表面灰白色或灰黑色，略有光泽。它最显著的作用是降逆气、开郁结、解毒，对呃逆（打嗝）反胃有特效，因为专病专治，以至于民间通常把患了呃逆、胃胀不思饮食称作"狗宝病"。

所以，虽然"牛黄狗宝"这个成语是一个贬义词，但是大家千万不要对"牛黄"和"狗宝"这两个东西有偏见，它们可是在为人类的健康事业默默做着贡献。

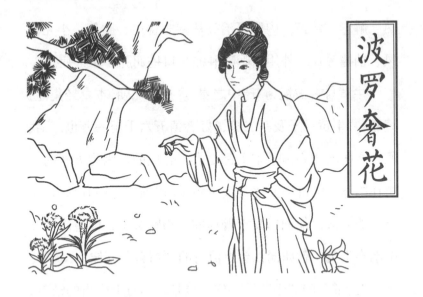

波罗奢花

　　波罗奢花即鸡冠花，这个成语出自清代高士奇著《天禄识余·鸡冠》："鸡冠花，佛书谓之波罗奢花。"

　　鸡冠花是从古印度传入中国的，所以古人认为此花与佛教有关。鸡冠花，红色鲜红，花蕊如火炬，其状如鸡冠，极其好看，有诗赞曰："一枝浓艳对秋光，露滴风摇倚砌旁。晓景乍看何处似，谢家新染紫罗裳"。常被用来作为夏秋季节常用的花坛用花。

　　其实除了观赏价值，鸡冠花还具有非常高的药用价值。鸡冠花除去杂质及残茎，切段入药具有收敛止血、止带、止痢的功效。因为归肝、大肠经，所以肝火旺盛，牙龈出血，或者是痔疮便血，可以取 3~5 克鸡冠花煎汤服用，或者煎水熏洗，具有不错的效果。

关于鸡冠花治病还有一个美丽的传说：话说在很久以前的穆校河的河畔有一座鸡冠山，鸡冠山下住有一位姓刘的农户，农户家住着一个可爱的小女孩。有一天，小女孩上山去采野菜，结果走到深山里迷了路。天色渐晚她又渴又饿，随即便拿起生野菜充饥，捧起河水解渴。结果几口凉水下肚，很快她就腹痛难忍，还拉肚子，大便出了血。

当时，她独自一人，孤独无依，绝望之际突然在河边发现一种暗红色鸡冠样式的野花。她想：采一些花吃下，或能治好拉肚子。于是她采了一些花吃了下去，果然肚子就不那么痛了。后来，她的父亲和乡亲们找到她，把她救了出来。康复后，小女孩一直没有忘记那种样子的野花。后来，她与父亲一同上了鸡冠山，就采了一些连根带回家中，栽种于家门前。每次遇见有人便血，她便把这种野花推荐给他们，令其煎汤服用，总能把人治好。因为此花形似鸡冠，又长于鸡冠山，人们便将它命名为"鸡冠花"。

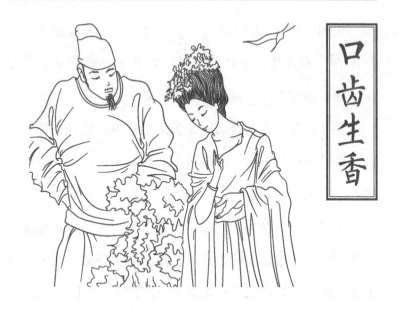

口齿生香

　　"口齿生香"这个成语的字面意思是嘴和牙齿都有香味，从而比喻所读的作品意味深长，隽永宜人。

　　提起口齿生香，估计大家都会想到生活中时常面临的尴尬问题，那便是"口臭"。口气不仅是人体健康状态的反映，而且还会影响人们的社交交往。当你和他人兴致勃勃地聊天时，人家却表情尴尬、步步退避；与爱人约会时，即便是拼命刷牙嚼口香糖，可对方还是不愿零距离接触。口臭看起来是个小毛病，却会给人际交往带来很多烦恼。

口齿虽然不能真的生香，但口齿散发异味，却是令人十分头疼的问题，那中医在这方面有什么解决办法吗？

中医认为口臭是因为胃气壅滞，内湿化热，胃气不降反升，会带出腹中腐烂未消化食物的味道，所以一般口臭者多伴有便秘或牙龈肿痛等症状。这里教大家两个非常简便的去除口臭的方法：生山楂10克，陈皮6克，生甘草4.5克，煎汤当茶喝。或者鲜芦根50克洗净，加水煮沸后去渣，当茶饮服，一般口臭者可常饮用。

另外，唾液是你对付口臭的最好"武器"。平常注意多吃苹果、胡萝卜等有助于刺激大量唾液分泌的蔬果，不仅能湿润口腔，还能清除附着在牙齿上面或塞在牙缝中的食物残渣。

小口臭，大问题。只要我们清淡饮食，经常给牙齿大扫除，我想人人都可以做到"口齿生香"。

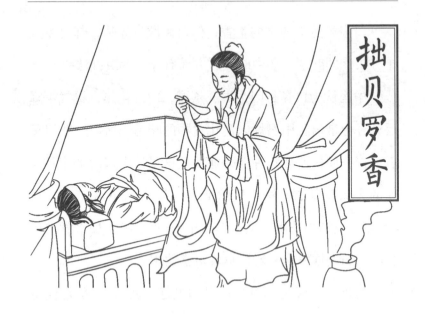

拙贝罗香，指的就是安息香。

安息香是原产于中亚波斯国的香料，为球形颗粒压结成的团块，大小不等，外面红棕色至灰棕色，嵌有黄白色及灰白色不透明的杏仁样颗粒，表面粗糙不平坦，加热即软化。它与麝香、苏合香一样，都有开窍作用，用来治疗猝然昏厥，牙关紧闭等闭脱之证，所以常用来入药。《新修本草》上记载："安息香，味辛，香、平、无毒。主心腹恶气。西戎似松脂，黄黑各为块，新者亦柔韧。"

传说汉朝的时候，有一年京城暴发了瘟疫，大小医官都对这种疾病束手无策，恰巧这时波斯使臣前来访问，遇见这种情况便向皇上进献了一块鸡蛋大小的安息香，并告知其使用的办法。于是皇上便令太医在京城中心筑起一座药炉，然后将安息香放入焚烧，香气随风飘遍了整个京城，闻过这个香味的人疾病就好了，瘟疫很快被驱散。

这个故事至今流传，虽然现在听起来觉得十分夸张，但在古代，珍稀的香料普遍被人认为拥有神奇的力量。